首都医科大学附属北京佑安医院
佑安肝病感染病专科医疗联盟脂肪肝专业委员会　组织编写
北京医学会健康管理学分会　指　导

代谢相关脂肪性肝病
临床诊疗手册

主审　范建高
主编　张　晶　仇丽霞

人民卫生出版社

·北　京·

图书在版编目（CIP）数据

代谢相关脂肪性肝病临床诊疗手册 / 张晶，仇丽霞
主编. —北京：人民卫生出版社，2022.10（2024.3重印）
ISBN 978-7-117-33630-7

Ⅰ. ①代⋯　Ⅱ. ①张⋯②仇⋯　Ⅲ. ①脂肪肝 – 诊疗
– 手册　Ⅳ. ①R575.5–62

中国版本图书馆 CIP 数据核字（2022）第 181224 号

人卫智网	www.ipmph.com	医学教育、学术、考试、健康、购书智慧智能综合服务平台
人卫官网	www.pmph.com	人卫官方资讯发布平台

代谢相关脂肪性肝病临床诊疗手册
Daixie Xiangguan Zhifangxing Ganbing Linchuang Zhenliao Shouce

主　　编：张　晶　仇丽霞
出版发行：人民卫生出版社（中继线 010-59780011）
地　　址：北京市朝阳区潘家园南里 19 号
邮　　编：100021
E - mail：pmph @ pmph.com
购书热线：010-59787592　010-59787584　010-65264830
印　　刷：三河市宏达印刷有限公司
经　　销：新华书店
开　　本：787×1092　1/32　　印张：7
字　　数：160 千字
版　　次：2022 年 10 月第 1 版
印　　次：2024 年 3 月第 2 次印刷
标准书号：ISBN 978-7-117-33630-7
定　　价：40.00 元

打击盗版举报电话：010-59787491　E-mail：WQ @ pmph.com
质量问题联系电话：010-59787234　E-mail：zhiliang @ pmph.com
数字融合服务电话：4001118166　E-mail：zengzhi @ pmph.com

编者（按姓氏笔画排序）

于　汶　首都医科大学附属北京安贞医院

王欣欣　首都医科大学附属北京佑安医院

仇丽霞　首都医科大学附属北京佑安医院

冯亦农　太原市第三人民医院

冯新星　中国医学科学院阜外医院

华　鑫　首都医科大学附属北京佑安医院

刘晓慧　首都医科大学附属北京佑安医院

芮法娟　山东第一医科大学附属省立医院

杜松涛　首都医科大学附属北京佑安医院

杜晓菲　首都医科大学附属北京佑安医院

李　海　天津市西青医院

李　婕　南京大学医学院附属鼓楼医院

李文松　哈尔滨医科大学附属第二医院

杨华升　首都医科大学附属北京佑安医院

杨红丽　山东大学附属省立医院

杨宝山　哈尔滨医科大学附属第二医院

吴　剑　首都体育学院

张　晶　首都医科大学附属北京佑安医院

林连捷　中国医科大学附属盛京医院

宗力群　北京化工大学校医院

胡　荣　首都医科大学附属北京安贞医院

柳雅立　首都医科大学附属北京佑安医院

徐　亮　天津市第二人民医院

郭　卉　天津中医药大学第一附属医院

黄明星　中山大学附属第五医院

韩笑乐　北京回龙观医院

蒯文涛　天津市第二人民医院
鲍诗平　首都医科大学附属北京佑安医院

审　　校
杜晓菲　曹振环　周　丽

编写秘书
周　丽　柳雅立

序　言

非酒精性脂肪性肝病是全球第一大慢性肝病，累及 25% 的成人和 7% 以上的儿童。该病与肥胖、代谢综合征、2 型糖尿病互为因果，共同促进代谢性炎症和与代谢功能障碍相关的肝硬化、肝癌、心脑血管疾病、慢性肾病以及结直肠肿瘤等发病。2020 年，本人参加的脂肪肝国际共识小组就非酒精性脂肪性肝病的内涵和命名展开广泛讨论，建议将并存超重 / 肥胖或 2 型糖尿病或 2 项代谢心血管危险因素的脂肪性肝病定义为代谢相关脂肪性肝病，明确提出代谢相关脂肪性肝病可以发生在酒精性肝病、病毒性肝炎、遗传代谢性肝病等慢性肝病患者群体。我们团队的流行病学研究发现，我国代谢相关脂肪性肝病的患病率显著高于非酒精性脂肪性肝病，其在慢性病毒性肝炎患者中也不少见，而原先诊断的酒精性肝病大多数是酒精滥用和代谢功能障碍共同导致的脂肪性肝病。

遗憾的是，代谢相关脂肪性肝病的危害至今尚未引起公众和医疗界的高度重视。即使是消化内科和感染科专门从事肝病诊疗的医生对代谢相关脂肪性肝病的诊疗也难以得心应手，而多学科诊疗模式根本不可能应对仍在不断增加的脂肪性肝病患者群体。加强代谢相关脂肪性肝病防治知识的普及、提高广大医务人员科学防治脂肪性肝病的能力是当前的重要课题。

鉴于此，本书主编北京佑安医院张晶教授和仇丽霞主任近年来致力于代谢相关脂肪性肝病规范化诊疗的临床实践和经验推广，在既往中华医学会肝病学分会全国脂肪肝规范诊疗中心的基础上，率先在我国北方地区成立脂肪性肝病专科医生培训基地以及佑安肝病感染病专科医疗联盟脂肪肝专业委员会。在此基础上，她们邀请来自北京、天津、哈尔滨、太原、济南、南京、广州的肝脏、内分泌、临床营养、运动康复以及精神心理等方面的一线临床专家，各展其长，群策群力，系统阐述代谢相关脂肪性肝病及其相关疾病的主要危害、诊断要点，并且分享了他们基于疾病严重程度和合并症分层的治疗方案及随访监测对策。

纵览本书，特色在于简明扼要，注重实战，文笔流畅，便于理解和接受。无疑《代谢相关脂肪性肝病临床诊疗手册》的问世，对广大医务工作者和脂肪肝病友来说是一件重要的喜事，为消化内科、内分泌科、感染肝病科、临床营养科、运动康复科、全科医学等领域专科医生提供了一本内容新颖且非常实用的脂肪肝诊疗手册。

今主编求序于我，先睹之余，谨以欢悦的心情，将此书推荐给广大读者。

中国医师协会脂肪性肝病专家委员会主任委员
中国医药生物技术协会慢病管理分会主任委员
上海交通大学医学院附属新华医院消化内科主任
《实用肝脏病杂志》执行总编辑

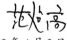

2022 年 4 月 2 日

前　言

这是写给我自己看的书，也是写给和我一样致力于脂肪性肝病诊疗的同行们看的书。

非酒精性脂肪性肝病的高度流行及其后果的逐渐显现，使得医生们迫切需要提高对该病的诊断治疗水平。此外，由于该疾病常伴有多种代谢异常，因此需要多学科协同诊治。然而，受限于现有的医疗模式，多学科诊疗的实现有一定的困难。

为了避免在诊疗时顾此失彼，也避免让患者在不同的科室间奔波，我们曾尝试努力学习脂肪肝诊疗及相关疾病的诊疗知识，然而学海无涯，难以穷尽。故此，萌生了编撰本书的想法，希望能够放在手边，随时查阅。本书涵盖了脂肪肝诊断和治疗的主要内容，以及脂肪肝相关主要疾病的诊断和治疗原则。本书的目的是辅助临床诊疗，主要以现有公认的指南和共识为依据进行推荐，同时兼顾前沿进展。

本书的各个章节均由相关领域的专业人士撰写，特别是得到佑安肝病感染病专科医疗联盟脂肪肝专业委员会以及北京医学会健康管理学分会脂肪肝学组各位专家的大力支持，在此表示衷心的感谢！特别鸣谢上海交通大学医学院附属新华医院消化内科主任范建高教授，他的建设性意见对提高本书的系统性和专业性具有重要意义。

本书适用于感染病科、消化内科及内分泌科同行们使用。如对大家的工作小有助益，则不胜欣喜！

由于主编才疏学浅和精力有限，书中难免有不足和错漏之处，祈请各位同道批评指正！

首都医科大学附属北京佑安医院
脂肪性肝病诊疗中心暨减重中心
张　晶　仇丽霞
2022 年 3 月于北京

目　录

第一章

代谢相关脂肪性肝病概述

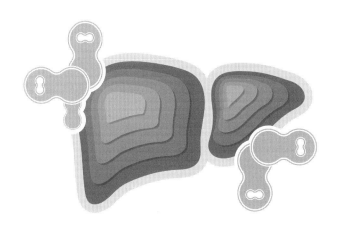

第一节

名词及定义

1. **肝脏脂肪变性** 指由各种原因引起的肝细胞内中性脂肪蓄积过多的病变，是一种常见的肝脏病理改变，而非独立疾病。

2. **非酒精性脂肪性肝病**（non-alcoholic fatty liver disease，NAFLD） 是一种与胰岛素抵抗（insulin resistance，IR）和遗传易感性密切相关的代谢应激性肝损伤，疾病谱包括非酒精性肝脂肪变（non-alcoholic hepatic steatosis，NAFL）、非酒精性脂肪性肝炎（non-alcoholic steatohepatitis，NASH）及其相关肝硬化和肝细胞癌（hepatocellular carcinoma，HCC）。

3. **非酒精性**（non-alcoholic） 从不饮酒或无过量饮酒史（过去 12 个月每周饮用乙醇量男性＜210g，女性＜140g）。此外，患者未应用乙胺碘呋酮、甲氨蝶呤、他莫昔芬、糖皮质激素等药物，并排除基因 3 型丙型肝炎病毒感染、肝豆状核变性、自身免疫性肝炎、全胃肠外营养、乏 β 脂蛋白血症、先天性脂质萎缩症、乳糜泻等可以导致脂肪肝的特定疾病。

4. **代谢相关脂肪性肝病**（metabolic associated fatty liver disease，MAFLD） 2020 年国际脂肪肝命名小组建议将 NAFLD 调整命名为 MAFLD，诊断标准为肝活检组织学或影像学或血液生物标志物检查提示存在脂肪肝，并同时满足以下三项条件之一：超重/肥胖、2 型糖尿病（type 2 diabetes mellitus，T2DM）、代谢功能障碍；明确提出 MAFLD 可以与病毒性肝炎、酒精性肝病等其他肝病合并存在。

5. **非酒精性肝脂肪变**（NAFL） 又称单纯性脂肪肝，是 NAFLD 的早期表现，大泡性或大泡为主的脂肪变累及 5% 以上肝细胞，可伴有轻度非特异性炎症，无肝细胞气球样变或纤维化等肝细胞损伤证据，进展为肝硬化和肝衰竭的风险低。

6. 非酒精性脂肪性肝炎（NASH） NAFLD 的严重类型，5% 以上的肝细胞脂肪变合并小叶内炎症和肝细胞气球样变性。不合并肝纤维化或仅有轻度纤维化（fibrosis, F）：0～1 级纤维化为早期 NASH；合并 2 期和 3 期纤维化为纤维化性 NASH（fibrotic NASH）；发展为 4 级纤维化称为 NASH 肝硬化。

7. 显著肝纤维化（significant fibrosis） 肝纤维化分期为 2 期。

8. 进展期肝纤维化（advanced fibrosis） 肝纤维化分期为 3 期。

（林连捷）

第二节
流行病学和危险因素

NAFLD 在世界范围内高度流行（表 1-2-1）。在肥胖、高脂血症、糖尿病等高危人群中流行率更高（表 1-2-2）。美国 NAFLD 患者合并糖尿病、高脂血症的比例也很高（表 1-2-3）。糖尿病、肥胖、高脂血症等是 NAFLD 的主要危险因素（表 1-2-4）。值得注意的是，这些因素与 NAFLD 之间存在互为因果的关系。

全球普通人群的 NAFLD 发病率为 30/10 万～1 000/10 万，亚洲人群的年发病率为 50.9/1 000 人年（95% *CI*：44.8/1 000～57.4/1 000 人年）。按照流行率为 17.6% 计算，2016 年中国估计有 2.46 亿 NAFLD 患者，到 2030 年预计再增加 29.1%，患者

总数将达到 3.15 亿。2016 年，进展期肝纤维化患者占 NAFLD 的 12%，预计到 2030 年该比例将增加到 16.5%，人数达到 794 万。

表1-2-1　普通人群中NAFLD的流行率

单位：%

分类	全球	亚洲	中国
NAFLD	29.8	29.62	29.81
NASH	2.0~3.0	1.9~2.0	0.9~2.0
进展期肝纤维化	0.9~2.0	—	—
肝硬化和肝癌	1.0~2.0	—	—

表1-2-2　高危人群中NAFLD的流行率

单位：%

分类	T2DM	肥胖/超重	高脂血症
NAFLD	55.0	66.21	27~92
NASH	37.3	18.5	—
肝穿患者中F3	17.7	—	—

表1-2-3　美国不同人群中NAFLD的共患疾病流行率

单位：%

共患疾病	估计流行率		
	美国总体人群	NAFLD患者	NASH患者
高甘油三酯血症	25.1	40.7	83.3
肥胖	39.8	51.3	81.8
代谢综合征	18.4	69.2	72.1
高血压病	34.3	42.5	70.7
T2DM	29.0	39.3	68.0

表1-2-4　NAFLD的高危因素

主要高危因素	常见和少见的高危因素
超重/肥胖	肠道菌群
中心性肥胖	高尿酸血症
2型糖尿病	甲状腺功能减退
血脂异常	阻塞性睡眠呼吸暂停低通气综合征
高血压	多囊卵巢综合征
代谢综合征	红细胞增多症
胰岛素抵抗	垂体功能减退
饮食因素：高热量饮食，富含饱和脂肪和胆固醇的食物，富含果糖的软饮料，过度烹饪的食物	基因变异：*PNPLA3*，*TM6SF2*，*GCKR*，*MBOAT7*，*HSD17B13*
静坐少动的生活方式或职业，体力活动少	表观遗传因素：microRNAs、DNA甲基化、组蛋白修饰、泛素化改变
肌少症	个人或家族史：2型糖尿病、早发血管疾病、致动脉粥样硬化的血脂紊乱和高血压（代谢综合征）、脂肪肝

值得注意的是，某些因素可能是相互影响的，很难确定其因果关系

中国成人NAFLD的流行率约为30%，高发人群：中年人、男性；高发地区：人均生产总值大于10万元地区、西北地区、台湾地区。

（杨红丽　芮法娟　李　婕）

第三节

自然史和转归

与同年龄和性别的普通人群相比，NAFLD 患者发生终末期肝病、HCC 的风险、肝脏相关死亡率和全因死亡率增加。NAFLD 首要和次要死亡原因是心血管疾病和恶性肿瘤。

一、NAFLD 疾病谱

欧洲肝病协会（European Association for the Study of the Liver，EASL）将 NAFLD 分为 NAFL、NASH 和 HCC 三类，具体见表 1-3-1。

表1-3-1 **非酒精性脂肪肝分类**

分类	名称	内涵
NAFL	—	肝脂肪变
		肝脂肪变合并肝小叶轻微炎症
NASH	早期NASH	F0～1
	纤维化NASH	F2：显著肝纤维化
		F3：进展期肝纤维化
	NASH肝硬化	
HCC		

二、NAFLD 的自然史

在 NAFLD 人群中，25%～30% 为 NASH。25% 的 NAFLD 患者诊断时已经存在 2 级以上肝纤维化。18%～22% 的肝纤维化会逆转，40%～43% 的肝纤维化长期稳定，34%～42% 的肝纤维化进展。平均来讲，NAFL 每 14 年、NASH 每 7 年肝纤维化进展 1 级。据观察，约 20% 的 F3 患者 2 年内进展为

F4，20% 的 F4 患者 2 年内发生肝病相关事件（腹腔积液、胃食管静脉曲张 / 出血、肝性脑病和肝癌）。大约有 4% 的 NAFL 和 20% 的 NASH 在一生中发展为肝硬化。10 ～ 15 年内 NASH 患者肝硬化发生率高达 15% ～ 25%，而 NAFL 患者仅为 0.6% ～ 3%。家庭研究表明，NAFLD 相关肝硬化个体的家庭成员，疾病进展的风险是一般人群的 12.5 倍，并独立于混杂因素。亚太地区 NAFLD 相关肝癌的发病率为 0.25% ～ 0.65%，存在 NASH、T2DM 和进展性纤维化的患者肝癌发病率更高。肝癌多发生于老年患者。高达 30% ～ 50% 的肝癌发生于非肝硬化的 NASH 患者。

三、NAFLD 相关肝脏转归

NAFLD 患者死亡率显著高于普通人群，NASH 死亡率高于 NAFL。相对于普通人群，NAFLD 标准化死亡比介于 1.34 ～ 2.60 之间。NASH 患者全因死亡率为 25.56/1 000 人年，是 NAFL 患者（15.44/ 千人年）的 1.7 倍；NASH 相关肝病死亡率为 11.77/1 000 人年，是 NAFL（0.77/ 千人年）的 15 倍。NAFLD 和 NASH 患者年肝病死亡率分别为 0.77‰ 和 11.77‰，年全因死亡率分别为 15.44‰ 和 25.56‰。

一项系统综述研究显示，对 1 495 例 NAFLD 患者共计随访了 17 452 随访年，全因死亡率和肝病相关死亡风险都随着肝纤维化的出现及进展而显著增加：以无肝纤维化者为对照，1 期、2 期、3 期、4 期肝纤维化的全因死亡率比（mortality rate ratios，MRR）分别是 1.58、2.52、3.48 和 6.40；而肝病相关 MRR 的趋势更明显，分别为 1.41、9.57、16.69 和 42.30。另一项系统综述纳入了 4 428 例 NAFLD 患者，其中 2 875 例有 NASH。以无肝纤维化者为对照，纤维化患者 MRR 为 3.42，肝病相关 MRR 为 11.13，肝移植相对危险度为 5.42，肝病相关事件（腹腔积液、胃食管静脉曲张 / 出血、肝性脑病和 HCC）相对危险度为 12.78。

2004—2016 年，美国男性和女性 NASH 患者肝移植等待登记人数分别增加了 114% 和 80%，NASH 目前是肝移植的第二位病因，女性肝移植的第一位病因；预计在 22 世纪将成为肝移植的首要适应证。在英国，NAFLD 已经是肝移植的第一位病因。一项美国、欧洲、泰国的多中心研究包括 619 名 NAFLD 患者，中位随访期为 12.6 年（0.3 ～ 35.1 年），其中 193 例（31.2%）死亡或进行肝移植。

四、NAFLD 患者肝外并发症及转归

NAFLD 单独或联合其他代谢危险因素，可形成肝外疾病的重要危险因素或驱动因素。NAFLD 患者随访 5 ～ 10 年，T2DM 风险增加 1.86 倍，代谢综合征（metabolic syndrome，MetS）发病风险增加 3.22 倍，心血管事件发病风险增加 1.64 倍。与无 NAFLD 人群相比，NAFLD 患者全因死亡率显著增高，前三位的死亡原因是心血管疾病（38.3%）、肝外恶性肿瘤（18.7%）、肝硬化并发症和肝癌（8.8%）。

2020 年相关研究得出不同结论。GUT 一篇纳入经病理学检查确诊为 NAFLD 的 10 568 名患者，在进行了为期 14.2 年的中位随访时间后，4 338 名 NAFLD 患者死亡。与对照组相比，NAFLD 患者的全因死亡率升高 93%。单纯脂肪变性、非纤维化 NASH、肝纤维化以及肝硬化患者死亡风险均明显增加，分别增加 71%、114%、144% 和 279%。患者死亡风险上升如此之大，主要与肝外癌症、肝硬化、心血管疾病和肝癌有关。

（林连捷）

第二章

代谢相关脂肪性肝病的诊断

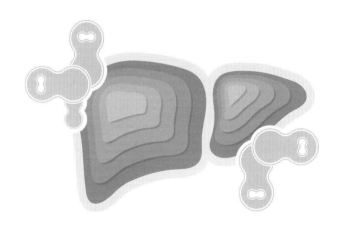

2019 年国际专家组提出了 MAFLD 的概念，并被广泛认可。但是 MAFLD 没有对脂肪性肝炎和肝纤维化等给出额外的定义，因此，NAFLD 的诊断和命名体系还在继续沿用，没有完全被 MAFLD 概念代替，二者可以根据具体情况分别使用。

MAFLD 的临床诊断标准如下：肝脂肪变的证据（影像学、血浆生物标志物、评分、肝组织学等），同时合并 2 型糖尿病或超重 / 肥胖，可以诊断为 MAFLD；如果不合并以上两项，则需符合图 2-0-1 中 7 项代谢异常中的 2 项及以上。

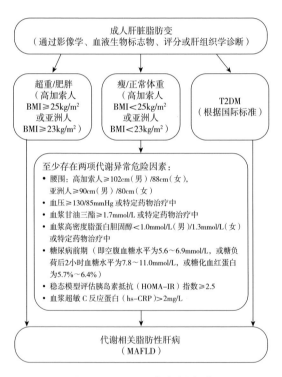

图2-0-1　MAFLD临床诊断标准

病理学诊断

一、基本形态特征

1. 肝脂肪变性 当脂变肝细胞多于 5% 时，通常考虑是病理性脂肪变。非酒精性肝脂肪变性以大泡性脂变为主，细胞内脂滴占据细胞质的大部分，将细胞核挤压到细胞边缘，称为大脂滴型大泡性脂变。脂滴也可以为多个小脂滴，即小脂滴型大泡性脂变。脂变肝细胞主要位于小叶中央区（肝腺泡Ⅲ带）。脂变很少以孤立病变形式存在，即使在单纯性脂肪变性阶段。通常伴少数的轻微点灶状坏死或微小脂性肉芽肿。脂肪变性的肝细胞周围被嗜酸性粒细胞、单核细胞和巨噬细胞围绕，形成微小脂性肉芽肿。脂性肉芽肿多位于小叶内，偶可位于汇管区。脂性肉芽肿不参与 NAFLD 的炎症活化过程，因此不包含在炎症活动度的评分中。在疾病进展过程中，脂肪变性的肝细胞逐渐减少，肝硬化患者中甚至可以消失。

2. 脂肪性肝炎 肝细胞气球样变代表 NASH 中肝细胞损伤，是组织学诊断 NASH 的重要条件。光镜下 HE 染色切片中，气球样变肝细胞的特点是细胞呈圆形、体积增大（为正常肝细胞的 1.5～2 倍）、淡染、胞浆稀薄。与大泡性脂变相同，气球样变肝细胞通常位于小叶中央区，尤其是早期。在晚期或严重病变时，也会累及小叶的其他区域。有时气球样变的细胞胞浆内可见形状不规则的嗜酸透明包涵体（即 Mallory–Denk 小体）。气球样变是目前所有 NASH 诊断分级系统中的重要组成部分。

NASH 中的小叶炎症多数比较轻微。浸润的炎细胞主要是以 T 细胞为主的单个核细胞，偶尔有中性粒细胞，还可见到吞噬细胞、微小脂性肉芽肿或多核巨细胞。在大约 40% 的 NAFLD 肝活检标本中，存在小叶中央区纤维化，并可见肝窦毛细血管化（免疫组化染色 CD34 阳性）和中央区动脉纤维化，甚至伴肝细胞结节状再生性增生，有时与汇管区不易鉴别。成人 NASH 中，病变活动期有时也可见汇管区轻度淋巴细胞炎。当汇管区慢性炎与小叶炎程度不成比例时，应除外伴随其他疾病可能，如慢性病毒性肝炎、自身免疫性肝炎等。

NASH 中还能见到其他形态学改变，包括 Mallory-Denk 小体、糖原核、巨大线粒体、凋亡小体等。尽管这些病变在 NASH 中有一定特征性，但并不是诊断的必要条件。此外，NAFLD 各阶段都可见到轻到中度的铁沉积，多位于汇管区周围肝细胞和 / 或网状内皮细胞，包括窦内皮细胞、巨噬细胞和血管内皮细胞。

3. 肝纤维化 在大多数非肝硬化的 NASH 中，小叶中央区常见气球样变的肝细胞被炎细胞和胶原纤维在窦周包绕。在早期阶段，纤维化比较轻，需要结合 Masson 三色胶原组织染色来辨认。持续的肝损伤促进窦周纤维化，并出现汇管区纤维化。在这个阶段，汇管区间质中可见轻度的细胆管反应，中央静脉和汇管区之间形成纤维隔。随着这些纤维隔的进展，被包绕的脂变肝细胞可能会破坏丢失，由于再生可出现小结节状肝硬化。因此，在肝硬化阶段，NAFLD 的脂肪变、气球样变或小叶炎症等特征可能减轻或消失。

二、NAFLD 组织学分级和分期

NAFLD 活动性评分（NAFLD activity score，NAS）由美国肝病研究协会（American Association for the Study of Liver Diseases，AASLD）NASH 临床研究网

络（NASH Clinical Research Network，NASH-CRN）从早期的分级系统中开发出来，旨在涵盖 NAFLD 的疾病谱（包括成人和儿童患者），并在治疗中对形态学改变进行评估。NAS 目前已成为使用最广泛的分级和分期系统之一，被应用于临床实践和研究中（表2-1-1、表 2-1-2）。

表2-1-1　NASH-CRN炎症活动度评分（NAS）系统

组织学特点	评分/分	标准
肝细胞脂肪变 （低中倍镜下肝实质的评估）	0	<5%
	1	5%～33%
	2	34%～66%
	3	>66%
肝细胞气球样变	0	无
	1	偶见气球样变细胞
	2	多数肝细胞气球样变
小叶内炎症 （所有炎症病灶的整体评估）	0	无
	1	<2个/20×视野
	2	2～4个/20×视野
	3	>4个/20×视野

表2-1-2　NASH-CRN纤维化评分系统

分期	标准
0	无
1	a 轻度肝腺泡3区窦周纤维化（需要胶原染色识别）
	b 中度肝腺泡3区窦周纤维化
	c 仅有门脉周围纤维化
2	肝腺泡3区窦周纤维化合并门脉周围纤维化
3	桥接纤维化
4	肝硬化

NAS 使用半定量评分系统，是分数的总和，包括肝细胞脂肪变性（0～3分）、肝细胞气球样变（0～2分）、小叶炎（0～3分）。因此，NASH 的评分范围是 0～8分（表2-1-1）。NAS ≤ 2分可排除 NASH，3分和4分为边缘 NASH（border NASH），≥5分则可诊断 NASH。< 3分和 > 5分的 NAS 评分分别与 "非 NASH" 或 "NASH" 的组织学诊断表现出良好的相关性。但是，NAS 是脂肪性肝炎的一个复杂形态学模式，仅以 NAS 分数来判断 NASH 是不严谨的。例如，在一个病例中有严重脂变（3分）和一些小叶炎症（2分）的情况下，NAS 分数为 5分，然而，由于作为 NASH 主要特征之一的肝细胞气球样变缺失，故组织病理学诊断将会是伴小叶炎的单纯性脂肪肝，而不是 NASH。由于 NASH 的预后比 NAFL 更差，大多数临床试验针对的是 NASH 患者，NASH ≥ 4分常常作为入选标准，这4分中要求肝细胞脂肪变性、气球样变、小叶炎至少都要达到1分。

2016年4月，EASL 正式发布首部 NAFLD 诊疗指南，该指南首次提出采用脂肪变性、炎症、纤维化（steatosis activity and fibrosis，SAF）评分（表2-1-3，图2-1-1）取代 NAS 用于 NAFLD 患者的肝组织学评估，认为 SAF 与临床表现更加符合。在 SAF 评分系统中，活动度（A）代表肝细胞气球样变和小叶炎的半定量分数之和。纤维化（F）以 5个层次评估，其方式与 CRN 纤维化评分（表2-1-2）大致相似。SAF 评分系统的优势在于提高了不同病理学家间评分的可重复性和一致性，将主要预后影响因素，如炎症活动度单独计分，减少脂变程度的混淆。SAF 分数还可用于区分轻度和重度 NAFLD，轻度病变定义为 A < 2分且 F < 2分，重度病变定义为 A ≥ 2分和 / 或 F ≥ 2分。

表2-1-3 NAFLD的脂肪变、活动度、纤维化（SAF）组织学评分系统

组织学特点	评分/分	标准
肝细胞脂肪变（S） （低中倍镜下肝实质的评估）	0	<5%
	1	5%～33%
	2	34%～66%
	3	>66%
活动度评分（A）		
肝细胞气球样变	0	无
	1	肝细胞变圆，有透明的网状胞质，大小与正常肝细胞相同
	2	肝细胞呈圆形，细胞质透明，大小为正常肝细胞的2倍
小叶内炎症 （所有病灶的整体评估）	0	无
	1	≤2个/20×视野
	2	>2个/20×视野
肝纤维化评分（F）	同NASH-CRN肝纤维化评分	

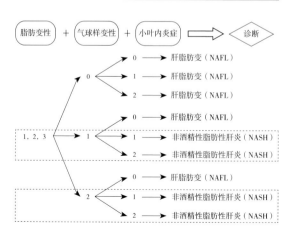

图2-1-1 SAF系统诊断NASH的流程

充足的标本量是获得可靠诊断结果的先决条件。合格的标本长度是使用 16 号或更粗的穿刺针取得长度 1.5cm 或以上的有效肝组织。为减少肝叶之间的解剖差异，活检最好从右叶进行。

三、肝脂肪变的病理学鉴别诊断

很多药物可以引起肝细胞大泡性脂变或微泡性脂变，只有少数可诱发脂肪性肝炎。不同药物引起的脂肪变性形式可能不同，例如，磷制剂引起的脂肪变性主要在汇管区周围肝细胞，肝穿病理检查有助于鉴别诊断。他莫昔芬类药物引起的脂肪肝发生或进展无法通过肝穿刺鉴别病因，只能评判程度。肝豆状核变性通过组织铜特殊化学染色可以协助鉴别诊断。其他营养因素导致的脂肪肝需要结合临床病史鉴别诊断。非酒精性脂肪肝与酒精性脂肪肝在病理上无法进行充分鉴别。

四、肝穿刺指征

肝穿刺的目的有两个，一是为了鉴别诊断；二是明确 NAFLD 的诊断，主要是为了明确 NASH 和肝纤维化分期。由于药物治疗和减重的目标均需要根据疾病的分期来确定，因此肝穿刺是非常重要的诊断手段。

目前没有明确的肝穿刺指征。APASL 指南指出，当用无创性诊断方法不能排除肝纤维化（包括高度怀疑肝纤维化和数值位于高度怀疑和可以排除肝纤维化的灰区）可以考虑肝穿刺。

（王欣欣）

第二节

肝脂肪变的无创性诊断

肝脂肪变是诊断脂肪肝的必备条件。

一、超声

尽管超声具有一定的局限性，但在临床实践中仍被推荐为诊断肝脂肪变性的一线工具，而非侵入性评分不被常规应用。以病理学诊断为参考，超声诊断肝脂肪变的敏感度和特异度分别为 85%（95% *CI*: 80% ～ 89%）和 94%（95% *CI*: 87% ～ 97%）。其局限性在于：只能检测高于 12.5% 的脂肪变性；容易发生操作者间差异；在病态肥胖（BMI > 40kg/m²）患者中其准确性降低。

二、受控衰减参数

FibroScan 采用受控衰减参数（controlled attenuated parameter，CAP）来反映肝脏脂肪含量，其原理是量化回波的超声衰减。CAP 敏感性高，能够发现 5% 的肝脂肪变，失败率 < 10%。应用 XL 探头失败率更低，为 3% ～ 4%。操作成功率 ≥ 60% 且四分位数间距（interquartile range，IQR）/ 中位数（median）≤ 0.3 时，CAP 诊断肝脂肪变性的效果最佳。

CAP 诊断轻、中、重度肝脂肪变性（≥ 5%、≥ 34% 和 ≥ 67%）的最佳界值分别为 248dB/m、268dB/m 和 280dB/m，受试者工作特征曲线（receiver operating characteristic curve，ROC curve）下面积（area under ROC curve，AUC）分别为 0.82、0.86 和 0.88，敏感度分别为 69%、77% 和 88%，特异度分别为 82%、81% 和 78%。

2021年欧洲肝病学会（EASL）关于肝脏疾病严重程度和预后无创性诊断临床指南更新提出，诊断肝脂肪变的界值为275dB/m，阳性预测值（positive predictive value，PPV）> 90%。该指南不建议采用任何无创性方法诊断肝脂肪变程度。

FibroTouch的原理与FibroScan相似，因具备超声引导定位功能，检测成功率较高；采用动态宽频探头，无须为适应不同体型更换探头。中国一项多中心研究纳入了237例肝穿刺确诊的受试者，确认超声衰减参数（Ultrasound Attenuation Parameter，UAP）诊断轻、中、重度肝脂肪变性的界值分别为244、269和296dB/m，AUC分别为0.88、0.93和0.88。

缺点：受肥胖（BMI > 30kg/m^2）、肝纤维化程度的影响；皮肤至肝包膜距离 > 25mm以及IQR ≥ 40dB/m时，CAP的准确性下降；不能很好地区分脂肪变的严重程度（诊断界值并非公认）；有高估肝脂肪变程度的倾向；不明确其数值变化与肝组织脂肪含量变化的一致性。

三、氢质子磁共振波谱

氢质子磁共振波谱（hydrogen proton magnetic resonance spectroscopy，^{1}H–MRS）是目前最准确的诊断肝脂肪变的方法之一。优点是敏感性高，能够发现轻度肝脂肪变性（低至5%）。诊断脂肪肝的界值为5.6%。识别轻、中、重度肝脂肪变性的AUC分别为0.93、0.95、0.97。稳定性好、敏感度佳、精确、受外界因素干扰少、重复性佳。

四、磁共振测量的质子密度脂肪分数

磁共振测量的质子密度脂肪分数（MRI–derived proton density fat fraction，MRI–PDFF）是目前最准

确的诊断肝脂肪变的方法之一，敏感性高，能够发现轻度肝脂肪变性（低至 5%）。诊断脂肪肝的界值为 5%，AUC 值为 0.99，敏感度为 96%，特异度为 100%。识别轻、中、重度肝脂肪变性的 AUC 分别为 0.99、0.90、0.92，均优于 CAP，不受肝纤维化、炎症或气球样变的影响。考虑到成本和可获得性，MRI-PDFF 目前不是诊断肝脂肪变的一线工具，更适合于临床试验。

PDFF 的界值尚未形成一致意见。印度一项研究定义的 1、2、3 级肝脂肪变的界值为 6.4%、17.4% 和 22.1%。来自奥贝胆酸临床试验（Flint 研究）数据分析将 16.3%（敏感度为 83%，阳性预测值为 95%，阴性预测值为 73%）和 21.7%（敏感度为 84%，阳性预测值为 76%，阴性预测值为 94%）作为中度和重度脂肪肝的界值，AUC 分别为 0.95 和 0.96。

一项 meta 分析比较了 PDFF 改善与肝组织学改善之间的关系，共纳入 7 项研究包括 346 名受试者，PDFF 较基线降低 30% 设为 PDFF 应答。与无应答者相比，MRI-PDFF 应答组肝组织学应答率更高（51% vs 14%，$P < 0.001$；$OR=6.98$，95% CI：2.38 ～ 20.43，$P < 0.001$），NASH 缓解率更高（41% vs 7%，$P < 0.001$；$OR=15.45$，95% CI：1.53 ～ 19.46，$P=0.009$）。组织学应答的定义是 NAS 评分降低 2 分，其中至少 1 分来自小叶炎症或气球样变的改善。

缺点：缺乏公认的诊断轻、中、重度肝脂肪变的界值；可能受急性炎症或铁沉积的影响。

五、CT 平扫

CT 平扫比较少用。可发现轻度肝脂肪变性（脂肪变性低至 5%）。诊断脂肪肝的 AUC 为 0.654，敏感度为 50%，特异度为 77.2%。轻度脂肪肝，0.7 ＜肝 /

脾 CT 值比值 ≤ 1；中度脂肪肝：0.5 ＜肝 / 脾 CT 值比值 ≤ 0.7，肝内血管清晰可见；重度脂肪肝：肝 / 脾 CT 值比值 ≤ 0.5，肝内血管显示不清。

缺点：易误诊。例如急性肝功能衰竭时肝细胞水肿，在 CT 平扫中可表现为肝实质密度减低、局限性肝纤维化、局限性脂肪肝等。此外不能用于排除诊断。

脂肪肝相关特殊影像学表现：①肝岛：CT 图像上低密度脂肪肝组织中孤立的密度近似正常肝组织的影像表现，类似海中的孤岛，故称为肝岛，需要与肿瘤鉴别。②局限性肝内脂肪浸润：多是血流灌注不均、炎性反应、药物损伤等导致。③含脂肝内占位病变：最常见于肝癌、肝腺瘤、肝被膜下假性脂肪瘤，少见于再生结节、异形增生结节、血管平滑肌脂肪瘤等。脂肪肝背景下局灶结节增生病灶可能含有脂肪，但是罕见。

六、肝脂肪变的无创性诊断公式

肝脂肪变的无创性诊断公式可弥补超声敏感性不足和操作者之间差异较大的缺点，一般用于流行病学调查。目前已经提出了多种肝脂肪变评分，包括 SteatoTest[TM]、脂肪肝指数（fatty liver index，FLI）、肝脂肪变性指数（hepatic steatosis index，HSI）、脂质积累产物、NASH 指数和 NAFLD 肝脂评分（NAFLD liver fat score，NAFLD–LFS）等（表 2-2-1）。虽然它们已被分别验证，但诊断性能很难比较。在 324 名肝活检确诊的 NAFLD 患者队列中比较 FLI、NAFLD–LFS 和 HSI 结果显示，它们对任何程度肝脂肪变（ ＞ 5%）的预测能力均没有差别（AUC 分别为 0.83、0.80 和 0.81）。目前认为，这些评分并不能为疑似 NAFLD 患者常规进行的临床、实验室和影像学检查提供更多补充信息。

表2-2-1 肝脂肪变的无创性诊断模型

模型	指标	准确性
FLI	BMI，腰围，TG，GGT	AUC为0.84，敏感度为87%，特异度为64%
HSI	AST/ALT，BMI，女性，T2DM	AUC为0.81，敏感度为93%，特异度为92%，不能区分肝脂肪变的严重程度

七、肝脂肪变增减的无创性预测

来自奥贝胆酸临床试验的数据表明，PDFF减少5.15%提示肝脂肪变降低1级，特异度为90%，敏感度为58%；而PDFF增加5.6%提示肝脂肪变增加1级，特异度为90%，敏感度为57%。

（徐 亮）

第三节

非酒精性脂肪性肝炎的无创性诊断

肝组织病理学是诊断NASH的唯一方法，但不能作为常规检查。以下指标是目前临床上可以检测的指标，与NASH具有一定的相关性，可供参考。

一、氨基转移酶

1. **诊断研究** 血清谷丙转氨酶（ALT）正常并不意味着无肝组织炎症损伤，ALT增高亦未必是NASH。一般认为ALT > 1.5倍正常值上限（upper limits of normal，ULN）是诊断NASH的界值，敏感度为72%，特异度只有51%，其中ULN为35U/L。一项研究中采用ALT ≥ 79U/L预测NASH，AUC为0.65；谷草转氨酶（AST）≥ 40U/L时AUC为0.78。

由于 ALT 正常值上限有争议，因此儿童和成人进行脂肪肝筛查时，建议联合应用 ALT 和超声。

2. 随访研究 在 PIVENS 研究中，ALT 变化预测组织学改善的 AUC 为 0.67，ALT 早期（16 周）下降并维持者，95% 的患者 NAS 评分下降 2 分以上；ALT 没有下降或后期反弹的患者，肝组织 NASH 没有改善；96 周内 ALT 水平每下降 10U/L，总体组织学改善和 NASH 消退的相对优势比分别为 1.31 和 1.26。在 TONIC 研究中，儿童 ALT 动态变化预测肝组织学炎症变化的 AUC 为 0.84。在 96 周内，ALT 水平每降低 10U/L，NASH 总体组织学改善和消退的相对优势比分别为 1.28 和 1.37。因此，ALT 的动态变化与肝组织学改善具有一定的相关性，并且不劣于细胞角蛋白 18（cytokeratin 18，CK18）。

3. AST/ALT > 1 提示肝硬化趋势，或酒精引起的肝脂肪变。

二、铁蛋白

铁蛋白是一种急性时相反应物，在 NAFLD 和 MetS 中通常升高，与 NAFLD 高铁血症、晚期纤维化有关。单独应用时预测 NASH 的 AUC 为 0.61。

与其他指标联合应用可提高其敏感度和特异度：

$Z=-2.604+$（$0.0025×$ 铁蛋白）$+$（$0.0270×AST$）$+$（$0.0687×BMI$）$-$（$0.0052×$ 血小板）$+$（0.7136 如果有糖尿病）$+$（0.5723 如果有高血压）

转变为可能性分布 P 值（0～100 之间）：$P=100×\exp(z)/[1+\exp(z)]$

AUC 为 0.81。

界值为 35% 时，排除 NASH，敏感度为 98%，阴性预测值为 85%。

界值为 79% 时，预测 NASH，特异度为 85%，阴性预测值为 91%。

注：阳性预测值（positive predictive value，PPV）指筛检试验检出的全部阳性例数中，真正"有病"的例数（真阳性）所占的比例，反映筛检试验结果阳性者患目标疾病的可能性。阴性预测值（negative predictive value，NPV）指检验结果为阴性的受试者中真正未患病的比例。诊断试验的预测值受到敏感度、特异度和受试者中患病率的影响。

三、超敏 C 反应蛋白

超敏 C 反应蛋白（hypersensitive C-reactive protein，hs-CRP）是反映机体慢性炎症的指标，是诊断 MAFLD 代谢异常的指标之一。诊断 MAFLD 时，其界值为 > 2mg/L。

四、细胞角蛋白 18

细胞角蛋白 18（cytokeratin 18，CK18）主要分布于上皮细胞，是主要的骨架蛋白，是肝细胞膜骨架的重要组成部分。CK18 是 NASH 唯一有病理基础的外显性标志物，当肝细胞发生死亡（包括凋亡、坏死、自噬）时，血液循环中 CK18 的含量随之升高。在肝细胞凋亡的过程中，半胱氨酸蛋白酶（caspase）裂解 CK18 产生两个可以被检测的片段 M65 和 M30，分别是反映细胞坏死程度和凋亡程度的指标。EASL 脂肪肝指南指出，M65 和 M30 在诊断 NASH 方面具有一定的准确性（敏感度为 66%，特异度为 82%）。我国指南指出 CK18（M65 和 M30）持续增高的 NAFLD 患者是 NASH 的高危人群，建议通过肝活检组织学检查明确诊断。中国（2018 年）、EASL（2016 年）和 AASLD 指南均认为 CK18 片段是 NASH 的标记物。CK18 的主要局限在于缺乏明确的界值。

中国（2018 年）、EASL（2016 年）指南认为 CK18 的动态变化与组织学改善平行，可以发现组织学应答者。其证据主要来源于 PIVENS 研究和 TONIC 研究。PIVENS 研究发现，肝组织学改善组比未改善组 CK18（M30）降低更加显著，CK18 降低数值分别为 16 周 [（193±293）U/L vs（139±467）U/L，$P < 0.001$]，48 周 [（232±360）U/L vs（113±425）U/L，$P < 0.001$]，96 周 [（269±368）U/L vs（97±400）U/L，$P < 0.001$]，预测肝组织学改善 AUC 为 0.71（95% CI：0.63～0.80）。TONIC 研究中，CK18 降低数值分别为 48 周 [（197±467）U/L vs（47±350）U/L，$P=0.005$]，96 周 [（206±432）U/L vs（2±474）U/L，$P < 0.001$]，预测肝组织学改善 AUC 为 0.72（95% CI：0.63～0.81）。但是，CK18 的动态变化在预测组织学改善方面并不优于 ALT。

五、NASH 改善的预测模型

基线 NAS≥5 分患者肝组织学炎症改善的预测（NASH 缓解的可能性）：

EXP [0.047+0.972×WL（%）+2.194×ALT 正常化（EOT）-3.076×T2DM-2.376×NAS≥5-0.102×年龄（岁）] /{1+EXP [0.047+0.972×WL（%）+2.194×ALT 正常化（EOT）-3.076×T2DM-2.376×NAS≥5-0.102×年龄（岁）] }×100

EOT: end of treatment，治疗结束时；WL: weight loss，体重降低。

得分≤46.15 分，NASH 缓解的可能性很小；≥69.72 分，NASH 缓解的可能性大。

该模型尚未得到广泛验证。

（徐 亮）

第四节

肝纤维化的无创性诊断

肝纤维化是 NAFLD 患者的主要预后因素，进展期纤维化是肝脏相关事件、心血管事件和全因死亡率的独立危险因素。每位 NAFLD 患者均需进行肝纤维化评估。

一、影像学诊断

磁共振弹性成像（magnetic resonance elastography，MRE）是最准确的无创性诊断方法。肝脏瞬时弹性成像（transient elastography，TE）准确性和成功率低于 MRE。常规超声、CT、磁共振成像在早期肝纤维化诊断中意义不大。

1. MRE 在检测进展期肝纤维化方面优于 TE（AUC 分别为 0.94 和 0.83）。考虑到其成本和可获得性有限，MRE 更适合于临床试验。

MRE 的诊断准确性不受年龄、性别、肥胖和肝脏炎症活动程度的影响。诊断各级肝纤维化 AUC 均达到 0.86 ~ 0.91。诊断 ≥F2，AUC 分别为 0.91（95%CI：0.86 ~ 0.96）vs 0.82（95%CI：0.74 ~ 0.89）。诊断 ≥F4，AUC 分别为 0.97（95%CI：0.94 ~ 1.00）vs 0.92（95%CI：0.86 ~ 0.98）。MRE 诊断肝纤维化界值见表 2-4-1（该界值尚未得到公认）。

缺点：对设备和操作员依赖；两个界值之间存在灰区；肝铁负荷（血色病或慢性铁质输注患者，如血液透析患者）可能会导致检查失败。

2. 肝脏瞬时弹性成像 也称为振动控制瞬时弹性成像（vibration-controlled transient elastography，VCTE），在 NAFLD 检查中使用最广泛、数据量最大，通过测定肝硬度（liver stiffness measurement，LSM）

表2-4-1 MRE诊断肝纤维化的界值

MRE	肝纤维化分级
<2.5	正常
2.5～	正常或炎症
2.93～	F1
3.5～	F2
4.0～	F3
>5.0	F4

评估肝纤维化程度，优于基于血液指标的无创评分系统。BMI > 30kg/m² 的患者检测时需要用 XL 探头。LSM 范围为 1 ～ 75kPa，正常值接近 5kPa。需空腹或餐后 3 小时以上检测。

TE 对 F3（M 探头 AUC 为 0.87，XL 探头 AUC 为 0.86）和肝硬化（M 探头 AUC 为 0.92，XL 探头 AUC 为 0.94）诊断准确性良好。LSM ≥15.0kPa 考虑肝硬化，LSM ≥11.0kPa 考虑 F3，LSM < 10.0kPa 考虑排除肝硬化，LSM < 8.0kPa 考虑排除 F3；LSM 为 8.0 ～ 11.0kPa 患者需病理学检查明确肝纤维化状态；BMI ≥30.0kg/m² 患者诊断界值需略提高。各级纤维化的界值之间有重叠，难以准确区分，但在排除 F3 方面表现较好。采用 LSM < 8.0kPa 作为排除 F3 的界值，其阴性预测值在 90% 以上。

由于严重纤维化和肝硬化是连续的病理过程，临床上通常无法区分，因而提出了代偿期晚期慢性肝病（compensated advanced chronic liver disease，cACLD）的概念，用于指代有发展为临床显著门脉高压风险的慢性肝病患者。LSM ≥ 10kPa 提示存在 cACLD，≥15kPa 高度提示 cACLD。

缺点：对设备和操作员依赖；受肥胖、充血（心力衰竭及餐后）、炎症（ALT > 3×ULN）、脂肪变严重程度、肝外梗阻性胆汁淤积、运动的影响；临界值不确定，在界值上下 10% ~ 20% 的置信区间内结果不确定。

3. 声脉冲辐射力成像 声脉冲辐射力成像（acoustic radiation force impulse，ARFI）采用短程声脉冲产生的剪切波穿透组织并产生组织位移反映组织的硬度，检测 F3 的特异度及敏感度均较高。失败率为 19.0% ~ 21.5%；若 BMI > 30kg/m²，失败率可高达 28%。当界值为 1.34m/s，诊断 F3 的 AUC 达到 0.90；界值为 1.15m/s，诊断 F3 的敏感度为 90%；界值为 1.53m/s，诊断 F3 的特异度为 90%。

缺点：有一定的失败率；各期界值重叠；可能受肝脏炎症影响。

二、无创性肝纤维化评分

评估纤维化严重程度的血清标志物和评分包括 NFS 评分、FIB-4 指数、BARD 评分、APRI 评分、AST/ALT 比率（AAR）、eLIFT、HEPAMET 评分、PRO-C3、FibroMeter™、FibroTest® 和 ELF™。验证最多的是 FIB-4 指数和 NFS 评分。

FIB-4 指数和 NFS 评分的优点如下：①都是基于临床实践中广泛可用的简单变量；②可以在床边通过免费的在线计算器轻松获得；③对 F3 的诊断准确性很好，FIB-4 指数和 NFS 评分的 AUC 分别为 0.80 和 0.78。

FIB-4 指数和 NFS 评分的缺点是：①在确认 F3 方面的阳性预测值适中（< 70%），有假阳性结果的风险；②大约三分之一的患者位于高低两个界值之间，无法给出确定的结果；③年龄影响诊断的准确

性，有专家提出 65 岁以上患者需要更高的临界值来排除 F3，但该观点需要进行外部验证；④肥胖患者和糖尿病患者中 NFS 评分表现较差，可以优先使用 FIB-4 指数。

获得专利的血清肝纤维化诊断模型：FibroMeter™ 和 ELF™ 是最有效的两个模型，对纤维化分期诊断的准确性与 FIB-4 指数和 NFS 评分相似，但它们在临床实践中的广泛应用受到成本和可用性的限制。

临床常用无创性肝纤维化评分具体计算公式如下，诊断及排除 F3 的界值见表 2-4-2 及表 2-4-3。

1. FIB-4 指数　FIB-4 指数 =（年龄 ×AST）/（血小板计数 ×$\sqrt{\text{ALT}}$）

网络计算工具可参考国内梅斯医学 - 医学计算网站及国际网站：

www.hepatitisc.uw.edu/page/clinical-calculators/fib-4

www.mdcalc.com/fibrosis-4-fib-4-index-liver-fibrosis

FIB-4 指数对 F3 的总体诊断准确性很好，AUC 为 0.8。FIB-4 指数 < 1.3 可排除 F3，敏感度较高；FIB-4 指数 > 3.25（65 岁以上为 2.0），可考虑诊断 F3，特异性较高。

2. NFS 评分（NAFLD fibrosis score）　基于 6 个变量（年龄、BMI、AST/ALT 比值、血小板计数、高血糖和白蛋白）计算。

NFS 评分 = -1.675+0.037× 年龄（岁）+0.094×BMI（kg/m²）+1.13×（空腹血糖受损或糖尿病）（是 =1，否 =0）+0.99×AST/ALT-0.13×PLT（×10^9/L）-0.66× 血白蛋白（g/dl）

网络计算工具可参考网站：

https://nafldscore.com/

www.mdcalc.com/nafld-non-alcoholic-fatty-liver-disease-fibrosis-score

NFS评分诊断F3的AUC为0.78。NFS评分＜–1.455分，可排除F3，敏感性较高，NFS评分＞0.67分（65岁以上为0.12分），可考虑诊断F3。该评分已被证明可预测NAFLD肝脏失代偿事件和死亡率。

3. 血小板比值指数（AST platelet ratio index，APRI） 该指数计算简单，但诊断F3的准确性较低。

APRI=[AST/AST 正常值上限]×100/PLT（×10^9/L）

4. BMI-AST/ALT- 糖尿病评分 BMI-AST/ALT- 糖尿病评分（body mass index-AST/ALT ratio-diabetes score，BARD score）诊断F3的准确性中等（AUC为0.69～0.81）。

BMI≥28kg/m^2得1分，AST/ALT比值≥0.8得2分，有糖尿病得1分，总分为0～4分。总分≥2分时考虑F3，NPV为95%～97%，PPV为27%。BARD评分用于排除F3的敏感度更高。缺点是受BMI影响。

表2-4-2　无创性肝纤维化预测模型诊断F3的界值

模型	界值	敏感度	特异度	阴性预测值
FIB-4指数	3.25	0.84	0.74	0.98
NFS评分[*]	0.67分	0.80	0.66	0.98
APRI	1	0.65	0.72	0.84
BARD评分[*]	2分	0.62	0.66	0.95～0.97

注：[*]NFS评分和BARD评分在不同种族患者间，BMI界值可能不同

表2-4-3 无创性肝纤维化预测模型排除F3的界值

排除F3	TE/kPa	ELF™	Fibro-Meter™	Fibro-Test®	FIB-4指数	NFS评分
推荐界值	<8.0	<9.8	<0.45	<0.48	<1.3	<-1.455

三、无创性肝纤维化诊断方法的选择

图 2-4-1 为专家推荐的以 LSM 为核心的 NAFLD 患者无创性肝纤维化诊断流程，供参考。由于血清纤维化评分和 TE 的局限性，以及筛查纤维化 NASH 患者的重要性，因此建议采用联合检测策略。目前研究

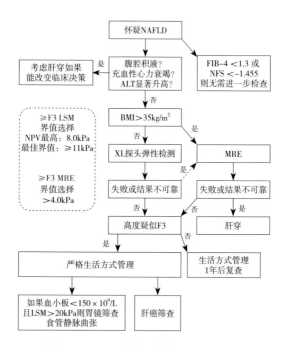

图2-4-1 NAFLD患者无创性肝纤维化诊断流程

认为，顺序组合 NFS 评分或 FIB-4 指数作为第一步检测，用于筛选随访中处于低风险状态的患者，然后在中危 / 高危患者中使用 TE 检测。联合检测比单独使用 LSM 评分更好，可以获得 75% ～ 80% 的诊断准确率，并将不确定区间降低到 < 10%。

四、肝纤维化动态变化的评估

以下公式来自 1 年生活方式干预研究，可计算肝纤维化改善概率：

EXP[−1.868+3.658×ALT 正常化（EOT，在治疗结束时 ALT 恢复正常为 1，没有恢复正常则为 0）−2.269×HbA$_{1c}$ 相对基线变化（EOT）+0.164×PLT 计数相对基线变化（EOT）]/{1+EXP [−1.868+3.658×ALT 正常化（EOT，在治疗结束时 ALT 恢复正常为 1，没有恢复正常则为 0）−2.269× HbA$_{1c}$ 相对基线变化（EOT）+0.164×PLT 计数相对基线变化（EOT）]}

界值 ≥ 0.497，阳性预测值和阴性预测值为 0.94 和 0.91，AUC 为 0.96。EOT 为治疗结束时间（end of treatment）。

（冯亦农）

第五节

筛选药物临床试验对象的预测模型

NAFLD 药物临床试验Ⅱ b 期和Ⅲ期的研究对象通常是 NAS ≥ 4 分且 ≥ F2 级（FDA 药物临床试验的病理学入选标准）患者，即纤维化 NASH（fibrotic NASH）。为了筛选适合的研究对象进行病理学检查，提高筛选成功率，目前已建立 3 个无创性诊断模型。

1. FAST 评分　界值为 0.35 分，敏感度 ≥ 90%，

NPV 为 85%；界值为 0.67 分，特异度 ≥ 90%，PPV 为 84%。具体计算公式如下：

$$\text{FAST} = \frac{e^{-1.65+1.07\times \ln(\text{LSM})+2.66\times10^{-8}\times\text{CAP}^3-63.3\times\text{AST}^{-1}}}{1+e^{-1.65+1.07\times \ln(\text{LSM})+2.66\times10^{-8}\times\text{CAP}^3-63.3\times\text{AST}^{-1}}}$$

2．MACK-3 评分 采用 HOMA、AST 和 CK18 三个指标进行计算。胰岛素抵抗指数稳态模型评估（homeostatic model assessment of insulin resistance，HOMA-IR）计算公式为：空腹血糖（mmol/L）× 空腹胰岛素（IU/ml）/22.5。MACK-3 结果在 0 ～ 1 之间。约 48.3% 的患者 MACK-3 评分 ≤ 0.134 分，36.0% 为灰区，15.7% 的患者 ≥ 0.550 分。在这三个评分区域，纤维化 NASH 的比例分别为 4.7%、25.0% 和 71.4%。MACK-3 ≤ 0.134 分，敏感度为 90.0%；MACK-3 ≥ 0.550 分，特异度为 94.2%。

结合 MetS 和 ALT 可以提高 MACK-3 评分的准确性。将没有 MetS 且 AST < 35U/L 的患者分为第 1 组；其余患者再按照 MACK-3 评分 ≤ 0.134 分，0.134 分 < MACK-3 评分 < 0.550 分和 ≥ 0.550 分为 3 组。纤维化 NASH 的患者者在 4 组中分别占 1.0%、8.7%、33.5% 和 69.1%。仅 10.7% 的纤维化 NASH 和 15.3% 的 F3 ～ 4 肝纤维化被遗漏，分别占全部患者者的 2.5% 和 2.8%。

总体来讲，MACK-3 评分诊断纤维化 NASH 的准确性为 93.3%，敏感度为 90.0%，特异度为 94.2%，PPV 为 81.8%，NPV 为 97.0%。

3．NIS4 评分 采用 miR-34a-5p、α2 巨球蛋白、YKL-40 和 HbA1c 四个指标进行计算，AUC 为 0.80（95% CI：0.73 ～ 0.85），且不需要对年龄、性别、BMI 或 ALT 水平进行调整。计算公式如下：

$$NIS4_{score} = \frac{e^\gamma}{(1+e^\gamma)}$$

$\gamma = \beta_0 + \beta_1 \times [miR\text{-}34a\text{-}5p \log 拷贝/\mu l]$

$\quad + \beta_2 \times [a2M（g/L）]$

$\quad + \beta_3 \times [YKL\text{-}40（ng/ml）]$

$\quad + \beta_4 \times [HbA_{1C}（\%）]$

NIS4 < 0.36 分可排除纤维化 NASH，敏感度为 81.5%（95% CI: 76.9% ～ 85.3%），特异度为 63%（95% CI: 57.8% ～ 68.0%），PPV 为 79%（95% CI: 72.5% ～ 82.4%）。NIS4 > 0.63 分，预测纤维化 NASH 的特异度为 87.1%（95% CI: 83.1% ～ 90.3%），敏感度为 50.7%（95% CI: 45.3% ～ 56.1%），PPV 为 79.2%（95% CI: 73.1% ～ 84.2%）。

（冯亦农）

第六节
引起肝脂肪变的其他疾病或因素

肝脂肪变这种病理改变可见于多种疾病，NAFLD 可以与这些疾病并存，因此需要鉴别。AASLD 指南指出，NAFLD 需要与以下疾病进行鉴别（表 2-6-1）。

一、酒精性脂肪肝

1. **"大量饮酒"的判断标准**　酒精性脂肪肝（alcohol-related steatosis）和 NAFLD 可以同时发生。各指南对酒精性肝病的概念和诊断标准有一定的差异。

中国《酒精性肝病防治指南（2018 年更新版）》中，对长期大量饮酒的定义为：有长期饮酒史，一般超过 5 年，折合乙醇量男性 ≥40g/d，女性 ≥20g/d；

表2-6-1　肝细胞脂肪变的鉴别诊断

大泡性脂肪变性	小泡性脂肪变性
过度饮酒	Reye's综合征
丙型肝炎（基因3型）	药物
肝豆状核变性	妊娠急性脂肪肝
先天性脂质萎缩症	HELLP综合征
饥饿	先天性代谢性疾病（如卵磷脂-胆固醇酰基转移酶缺乏症，胆固醇酯贮积病，沃尔曼病）
肠外营养	
乏β脂蛋白血症	
药物	
乳糜泻	

或2周内有大量饮酒史，折合乙醇量＞80g/d。EASL指南指出规律饮酒乙醇量男性＞30g/d，女性＞20g/d，伴有临床症状或生化学异常提示肝脏损伤，则应该怀疑为酒精性肝病。没有症状或生化学无异常的，可能肝组织学符合酒精性肝病，应进行筛查。

中国指南和EASL指南，排除酒精性肝病的标准为：无过量饮酒史（男性饮酒折合乙醇量＜30g/d，女性＜20g/d）。AASLD指南指出，在NASH的临床试验中，显著的饮酒史被定义为每周大于21个drink，女性每周大于14个drink；在完成基线肝穿刺后，饮酒超过2年。一个drink指14g纯酒精，相当于50度白酒35ml，或4度啤酒438ml，或12度红酒145ml。

肝病患者没有饮酒量的安全界限，因此建议患者不饮酒。对于无肝病的普通人群，安全饮酒的界限是男性≤2drink/d，女性≤1drink/d。

2．临床表现的差异

（1）症状及体征：非失代偿期NAFLD没有特异性症状和体征能够协助鉴别诊断。肝脏可轻度肿大，有时可触及。

酒精性肝病非失代偿患者，可以有肝脏肿大、面部毛细血管扩张或蜘蛛痣，或伴有其他酒精中毒引起的症状体征。

（2）实验室检查：酒精性肝病可见血清 ALT 和 GGT 增高。AST/ALT > 2、GGT 升高、平均红细胞体积（mean corpuscular volume，MCV）升高为酒精性肝病的特点，戒酒后这些指标可明显下降，通常 4 周内基本恢复正常（但 GGT 恢复较慢）。GGT 是细胞膜上的酶，存在于包括肝脏和脾脏在内的多个组织中。在大量饮酒的人群中，GGT 常常升高并且比 AST 的敏感性更高，但不是饮酒的特异性指标。胆碱酯酶在 NAFLD 可以升高。这些指标本身都不足以建立酒精性肝病患者饮酒的诊断。

基于 MCV、AST/ALT，BMI 和性别建立 ALD/NAFLD 指数（ALD/NAFLD index，ANI），有助于鉴别 ALD 和 NAFLD。

ANI=-58.5+0.637（MCV）+3.91（AST/ALT）-0.406（BMI）+6.35（男性）

ANI > 0，倾向于酒精性肝病；ANI < 0 倾向于非酒精性肝病。

（3）影像学检查和病理学检查均不能鉴别 NAFLD 和 ALD。

3. NAFLD 与酒精性脂肪肝的关系　代谢风险因素对脂肪变的整体影响超过酒精。也就是说，二者同时存在时，NAFLD 为主的可能性更大。

二、药物引起的继发性肝脂肪变

肝脂肪变患者中，药物因素导致的不到 2%。已知能够引起肝脂肪变和脂肪性肝炎的药物可分为三大类：独立引起肝脂肪变和脂肪性肝炎的药物（例如胺碘酮、马来酸哌克昔林）；能够促进潜在 NASH 的药物（例如他莫昔芬）；偶尔引起肝脂肪变性/脂肪性肝炎的药物（例如卡马西平）（表 2-6-2）。

表2-6-2 药物引起肝细胞脂肪变的机制及临床特征

药物	大泡性脂变	小泡性脂变	磷脂病	脂肪性肝炎	肥胖/胰岛素抵抗	主要机制
胺碘酮	△		△	△		抑制线粒体β氧化和氧化磷酸化
阿司匹林		△				抑制线粒体β氧化
布洛芬		△				
齐多夫定		△				
NRTI（ddI、d4T）*	△			△	△	抑制线粒体聚合酶γ，导致线粒体DNA耗竭
蛋白酶抑制剂					△	
丙戊酸	△	△			△	丙戊酸-辅酶A抑制CPT1A（肉毒碱棕榈酰基转移酶1A）；降低脂肪酸β氧化
卡马西平	△					
马来酸哌克昔林	△		△	△		

药物	大泡性脂变	小泡性脂变	磷脂病	脂肪性肝炎	肥胖/胰岛素抵抗	主要机制
二乙氨基乙氧基己烯酚DH			△	△		减少甘油三酯分泌，损害线粒体β氧化过程，耗竭线粒体DNA
他莫昔芬	△			△		抑制线粒体电子传递链
甲氨蝶呤	△			△		分解代谢产物的蓄积，可能会降低肝脏代谢脂质的能力
5氟尿嘧啶	△			△		
伊立替康	△			△		
糖皮质激素	△			△	△	抑制中短链酰基辅酶A脱氢作用，抑制肝脏脂肪的分泌
米帕莫森和洛米他呮						抑制微粒体甘油三酯转运蛋白

*NRTI：核苷酸类HIV逆转录酶抑制；ddI：去羟肌苷；d4T：司他夫定。

第二章　代谢相关脂肪性肝病的诊断

网站 http://LiverTox.nih.gov 和 http://www.hepatox.org/ 分别是美国和中国的药物性肝损伤网站，可以查询各种药物导致肝损伤的概率、类型、自然史及机制等。

以下几种药物在 http://www.hepatox.org/ 网站上没有进行详细介绍。

1. 托瑞米芬和他莫昔芬 托瑞米芬是一种非甾体类抗雌激素药物，用于治疗雌激素受体阳性的乳腺癌。长期托瑞米芬治疗与脂肪肝、脂肪性肝炎、肝硬化和临床上罕见的急性肝损伤有关。5%～19%（发生率低于他莫昔芬）的患者出现轻度到中度的 ALT 或 AST 升高，通常是暂时性的，很少有症状或出现黄疸。5 倍以上的 ALT 少见（＜1%），但偶尔会导致停药。停药后肝功能可好转。

他莫昔芬可导致脂肪肝和脂肪性肝炎，潜伏期一般为 1～2 年，发生率为 1/3～1/2，大部分为转氨酶轻度升高。部分患者可出现肝纤维化，可在 3～5 年后发展为肝硬化。停药后指标改善慢，门静脉高压症可持续存在。肥胖患者更容易发生脂肪变，但是他莫昔芬不导致体重增加。建议在他莫昔芬治疗过程中监控转氨酶变化。

他莫昔芬药物性肝损伤可见：http://www.hepatox.org/drug/show/456。

2007 年 Osman K A 等建议应用他莫昔芬的患者管理流程如下（图 2-6-1）。

2. 甲氨蝶呤 高达 50% 的甲氨蝶呤治疗患者会出现轻到中度的转氨酶升高，通常是短暂的，有时需要调整剂量或停药，有时会自发恢复。肥胖、T2DM、高脂血症、长期饮酒、HBV 或 HCV 感染是危险因素。在缺乏其他脂肪性肝炎危险因素的患者中，严重的肝损伤并不常见。除了各种程度的脂肪

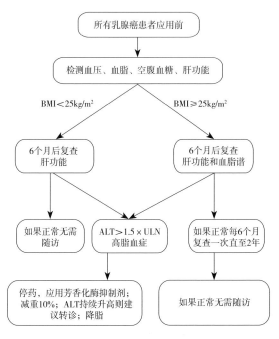

图2-6-1 应用他莫昔芬的患者管理流程

变性外，组织学还可以出现肝细胞气球样变性和坏死、核深染和多形性、门脉慢性炎症浸润、细胞周围和小静脉周围纤维化，最终导致肝硬化。据估计，4%～5%的患者会发展为进展期肝病，但也有报道高达26%。有报道69名患者中只有3人在平均6.5年发展为F3。在164例可能与甲氨蝶呤相关的死亡中，8例由肝毒性引起。除了诱发脂肪性肝炎外，甲氨蝶呤还可以加重原有的脂肪性肝病，促进肝病进展。甲氨蝶呤导致终末期肝病概率很低，只占美国肝移植的0.07%。

3. 胺碘酮和决奈达隆 静脉注射胺碘酮可在数小时至数天内诱发严重急性肝炎（1% ~ 3%），停药后迅速好转，但也可以引起急性肝衰竭和死亡。这种急性损伤怀疑为溶剂引起，因为患者常可口服胺碘酮。长期口服胺碘酮的患者15% ~ 50% 出现 ALT 升高，通常高于 3×ULN。但低剂量胺碘酮（每天 200 ~ 300mg）引起 ALT 升高并不常见。每年有 1% 胺碘酮治疗的患者出现临床上明显的肝病，其发生率与累积剂量有关，因为胺碘酮可以在肝组织中积聚并持续至停药后很长时间。部分患者继续应用胺碘酮肝功能可恢复，部分患者即使停药肝损伤仍然进展。潜伏期可能从几周到几年不等，90% 以上的患者潜伏期超过 90 天。肝损伤通常是可逆的，但是比较缓慢（数周到几个月）。北美起搏和电生理学会 / 心脏节律学会（NASPE/HRS）的指南建议，在开始治疗之前测量肝酶，并每半年监测一次。如果有任何肝损伤或症状（肝肿大、虚弱、腹腔积液、黄疸）的临床证据，或血清转氨酶活性持续升高超过正常上限的 2 ~ 5 倍，则停止治疗。如果胺碘酮是维持生命的必需药物，需要肝活检来指导是否必须停药。胺碘酮的毒性没有治疗方法或解毒剂。

胺碘酮导致的肝损伤类似酒精性肝病的临床表现和组织学。肝脏病理表现为大泡性或小泡性脂肪变性，脂肪性肝炎、气球样变、Mallory–Denk 小体和纤维化也很常见。其他变化包括核不稳定（nuclear unrest）、嗜酸小体（acidophilic bodies）、泡沫样细胞、糖化细胞核和门静脉炎症。类似于 Reye 综合征的小泡性脂肪变性和肝细胞坏死也曾有报道，很少观察到肉芽肿样损伤。胆汁淤积罕见。

决奈达隆（*MULTAQ*®, dronedarone）是一种新的Ⅲ类抗心律失常药物，为非碘化胺碘酮衍生物，副作用较少，毒性较低。早期临床试验显示其肝毒性发生率为 0.5% ～ 12%。2011 年报道了 2 例在治疗开始后 4.5 个月和 6 个月由于急性肝功能衰竭需要肝移植的病例，这导致美国食品药品监督管理局建议监测肝功能指标。

4. 丙戊酸　丙戊酸导致的脂肪肝潜伏期从数周到数月不等，甚至数年。61% 的患者出现肝脂肪变性，表现为大泡性脂肪变和脂肪性肝炎，44% 的患者出现 ALT 轻度升高（1 ～ 3 倍），减量或停药后大部分患者可逆转。致命性肝毒性的发病率低，在 1/37 000 ～ 1/5 000 之间，主要见于 2 岁以下和联合用药的儿童，类似于 Reye 综合征，其特征是不同程度的小泡性脂肪变性和细胞坏死。长期丙戊酸治疗会导致全身性胰岛素抵抗、血脂异常和体重增加，增加原有 NAFLD 进展的风险。

5. 核苷逆转录酶抑制剂（nucleotide HIV reverse transcriptase inhibitors，NRTI）　NRTI 包括齐多夫定（AZT）、去羟肌苷（ddI）、司他夫定（D4T）、拉米夫定（3TC）、恩曲他滨（FTC）、阿巴卡韦（ABC）和替诺福韦（TDF）。所有的抗逆转录病毒药物都有一定的肝毒性风险，每一类药物都有其特有的损伤模式，其中 NRTI 最常与肝脏脂肪变性有关。NRTI 导致的转氨酶升高见于 20% ～ 40% 的患者。2 项对接受 NRTI 治疗的 HIV 患者进行的大型横断面研究中，超声或 CT 诊断的 NAFLD 患病率为 31% ～ 37%。除了常见的 NAFLD 风险因素外，NRTI 也是风险因素之一。在合并 HBV 或 HCV 感染的患者中，这一比例可能在 60% 以上。约 10% 的患者可合并严重的肝损伤。

三、肝豆状核变性

肝组织学难以区分 NAFLD 和肝豆状核变性导致

的肝脂肪变。肝豆状核变性的诊断请参考相关指南。在年轻人、非肥胖者或代谢风险低的脂肪肝患者中，建议进行认真的鉴别诊断以排除该病。

四、甲状腺功能减退

甲状腺功能减退是成年人和青少年 NAFLD 的风险因素，并且是 NASH 和肝纤维化的风险因素。亚临床性甲状腺功能减退是否与 NAFLD 有关尚未明确，也有研究表明促甲状腺激素而不是甲状腺素与 NAFLD 发生相关。关于左甲状腺素治疗甲状腺功能减退是否能改善 NAFLD 的研究很少。一项纳入 360 名亚临床甲状腺功能减退患者的 RCT 研究中，左甲状腺素治疗 15 个月对血清肝酶水平和超声诊断的 NAFLD 有益。

五、垂体功能低下

垂体功能低下的患者中，NAFLD 患病率为 2.4% ～ 77.3%，肝功能异常者占 2.4% ～ 12.1%，肝硬化患病率为 6% ～ 64%。生长激素缺乏症患者在（6.4 ± 7.5）年（中位数为 3 年）后发展为 NAFLD，生长激素水平越低，肝脂肪变及纤维化越严重。垂体多种激素缺乏且未规律激素替代是 NAFLD 进展的风险因素。激素规律替代治疗后肝功能可以改善。

六、导致肝脂肪变的先天性疾病

导致肝脂肪变的先天性疾病见表 2-6-3。

表2-6-3 导致肝脂肪变的先天性疾病

疾病名称	基因变异	年龄	临床表现	处理
微粒体异常蛋白血症	甘油三酯转移蛋白	婴儿期	发育问题，智力低下	低脂饮食，脂溶性维生素补充
家族性低β蛋白血症	apoB100	婴儿期	脂肪泻、脊髓小脑退化性共济失调	低脂饮食，脂溶性维生素补充
家族性混合型高脂血症	USF1	婴儿期	高甘油三酯血症，高胆固醇血症	低脂饮食，运动，戒烟，减肥
糖原贮积病	PHKA2 PHKB	婴儿期	生长迟缓、乳酸中毒和发育延迟	避免禁食，摄入玉米淀粉，肝移植
Weber–Christian disease	—	幼年期	发热、关节痛、肌肉痛、皮肤损伤和疼痛、皮下结节	免疫抑制剂、非甾体类抗炎药、糖皮质激素
先天性脂肪营养不良	AGPAT2 BSCL2	婴儿期	严重的脂肪流失，食欲旺盛，生长加速，骨龄超前	低脂饮食

七、自身免疫性肝炎合并NASH

与单纯自身免疫性肝炎相比，合并NASH的患者肝脏相关死亡的相对风险为7.65（95% CI：1.43～40.8），肝脏相关不良结局的相对风险为2.55（95% CI：0.92～7.09），生存率降低。这些患者应使用更小剂量的激素，更早将硫唑嘌呤剂量提高至2mg/kg，尽量采用无激素方案治疗。同时调整生活方式控制NASH。如果应答不佳，必要时重新进行肝穿刺检查。

（张　晶）

第三章

脂肪肝相关肝硬化和肝细胞癌

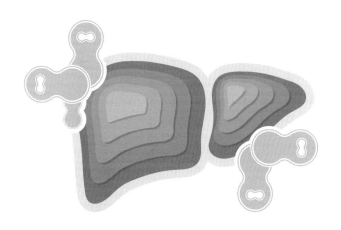

第一节
脂肪肝相关肝硬化

一、MAFLD 相关肝硬化的定义

MAFLD 概念的出现，使得脂肪肝相关肝硬化的定义和诊断也发生了相应改变。

1．MAFLD 相关肝硬化（MAFLD related cirrhosis）诊断标准

（1）肝硬化患者有典型的脂肪性肝炎的组织学特征。

（2）缺乏典型脂肪性肝炎的组织学表现，但过去或现在符合 MAFLD 的诊断标准，并至少有以下一项：①既往肝活检证实的 MAFLD；②既往肝脏影像学发现肝脂肪变。

随着纤维化和肝硬化进展，肝细胞脂肪变和 NASH 的组织学特征逐渐消退，称为"脂肪变性燃尽"（burn-out）。因此，既往符合 MAFLD 诊断标准也可以诊断为 MAFLD 相关肝硬化。

2．两个病因并存的肝硬化诊断标准 MAFLD 不再是一个排他性的诊断，因此常常与其他肝病共存。当此类患者发生肝硬化时，其诊断标准为：

（1）符合 MAFLD 相关肝硬化的诊断。

（2）合并任何其他肝病，如酒精性肝损伤（男性每天饮酒 > 3 个 drink，女性 > 2 个 drink）或狂饮（在 2 小时内男性饮酒 > 5 个 drink，女性 > 4 个 drink），病毒感染（HBV 和 HCV），自身免疫性肝炎，遗传性肝病，药物性肝损伤或其他已知肝病。

3．"隐源性肝硬化"不等于 MAFLD 肝硬化。

二、危险因素

1. 肝纤维化 肝纤维化是肝硬化的唯一预测因素，特别是 F3 与肝病死亡、肝外疾病死亡及总死亡率均密切相关。但肝脂肪变严重程度也与 NASH、肝纤维化和肝硬化有关。

2. 代谢因素 糖尿病是肝硬化最主要的危险因素。NASH 合并糖尿病患者中，肝硬化患者占20.6%。而糖尿病家族史或糖尿病前期不是 NASH 相关纤维化进展的独立危险因素。男性和绝经女性肝纤维化进展速率分别是未绝经女性 NASH 患者的 1.5 倍和 1.8 倍。其他代谢因素，包括高脂血症、肥胖和高血压等，也是 MAFLD 相关肝硬化的重要危险因素。

3. 肥胖（BMI ≥ 30kg/m²）**促进肝硬化进展** 体重指数每增加一个四分位数，组织学进展或失代偿的风险增加 14%，体重在一年内增加超过 5% 的患者，进展风险增加 35%。

体重计算：如果有腹腔积液，其体重按照腹腔积液量比例减少：少量腹腔积液 5%；中量腹腔积液 10%；大量腹腔积液 15%；如果出现双下肢浮肿，则额外减去 5%。在评估体重时，还要评估肌少症和握力。

此外，年龄、遗传因素、肝硬化家族史、代谢性疾病家族史等也是肝硬化的高危因素。

三、管理与治疗

1. 一般治疗 降低体重可以改善代偿期肝硬化合并肥胖患者的预后，体重下降程度与组织学肝纤维化分级改善之间存在剂量－效应关系。但减重期间要保证蛋白质摄入，每天 1.2 ～ 1.5g/kg。

失代偿期肝硬化及终末阶段的 MAFLD 相关肝硬

化患者不建议减重，因为减重可能导致患者负氮平衡进一步加重。除此以外，MAFLD 相关肝硬化患者应该绝对戒酒，严密筛查并规范治疗高血压、糖尿病、血脂紊乱、冠心病等代谢性疾病。

2. 抗纤维化治疗 meta 分析表明，他汀类药物使 MAFLD 进展为 F3 的风险减少 57%。因数据来源于回顾性资料分析，没有确切的剂量及疗程可建议，但应治疗半年以上。

（杨宝山　李文松）

第二节

脂肪肝相关肝细胞癌

一、流行病学

在世界范围内，NAFLD 相关肝细胞癌（hepatocarcinoma，HCC）已成为肝癌的重要原因之一，然而目前其实际患病率尚无确切报道。全球 NAFLD 相关肝癌的发病率在 1% ～ 38% 不等。在 NASH 肝硬化患者中，估计的 HCC 年发生率在 0.5% ～ 2.6% 之间，非肝硬化性 NAFLD 患者中 HCC 的年发生率较低，为 0.1‰ ～ 1.3‰。在亚洲，NAFLD 患者的 HCC 年发病率介于 0.04% ～ 0.6%。

NAFLD 相关 HCC 的发生率在未来会进一步升高。虽然近期研究显示 2005—2011 年我国只有 1% 的 HCC 发生于 NAFLD，但是我国现有 NAFLD 患者近 2.5 亿，在肥胖率攀升与人口老龄化的推动下，预计 NAFLD 相关 HCC 将大幅度上升。模型预测显示，与 2016 年相比，2030 年我国 NAFLD 相关 HCC 患病率将上升 86%。

二、危险因素

NAFLD 相关 HCC 的危险因素包括男性、高龄、超重、IR 和糖尿病等。

1. 超重 英国一项队列研究中，肥胖人群 HCC 发展的风险比（hazar ratioin，HR）为 3.76。一项荟萃分析评估了肥胖和 HCC 之间的关系，结果显示，与正常体重人群相比，超重或肥胖人群 HCC 的风险分别增加了 17% 和 89%，BMI 每增加 5kg/m²，HCC 风险增加 24%。BMI ≥ 35kg/m² 的男性死于 HCC 的风险是 BMI 正常组（18.5 ~ 25kg/m²）的 4.5 倍。腰臀比是比 BMI 更好的 HCC 预测风险因素：与腰臀比下三分位数患者相比，上三分位数患者 HCC 的相对危险度（relative risk，RR）为 3.51（95% CI: 2.09 ~ 5.87）。

2. 胰岛素抵抗 / 糖尿病 / 代谢异常 糖尿病患者 HCC 的风险增加 2 ~ 4 倍，在 10 年以上糖尿病患者中 HR 为 7.52。胰岛素抵抗患者发生 HCC 的 HR 为 1.85（95% CI: 1.44 ~ 2.37）。存在多项代谢异常的人群（如糖尿病、肥胖、高血压和血脂异常）发生 HCC 的 HR 为 8.10。

3. 遗传因素 PNPLA3 多态性导致 HCC 的风险增加 3 倍。携带多个不良基因多态性的患者 HCC 风险更高。

4. 肝硬化 肝硬化患者 HCC 的年发生率为 1% ~ 3%，是主要的风险人群。

三、临床表现与转归

NAFLD 相关 HCC 多见于男性，年龄偏大，平均年龄 66 ~ 67 岁，更容易合并 Mets。尽管 NAFLD 相关 HCC 患者的肝功能保留较好，但通常发现时已为晚期，错过了最佳治疗时机，因此总生存率较其他病因的 HCC 低。HCC 手术治疗患者围手术期的并发症和死亡率较高可能与合并 MetS 有关。

四、HCC 筛查

1. 筛查指征 ①所有 NAFLD 肝硬化患者均应考虑 HCC 筛查。②三种无创性方法（FIB-4、ELF 和肝脏弹性检测）中的两种明确为 F3 或肝硬化的 NAFLD 患者应考虑进行 HCC 筛查。当用于 HCC 筛查时，TE 诊断肝硬化的界值应该提高到 16.1kPa，MRE 的界值应提高到 5kPa，以提高特异度（90%）。③无 F3 的 NAFLD 患者无需常规筛查 HCC。

2. 筛查方法 ①用超声筛查 HCC 时，应考虑到超声评估肝占位的可靠性；②当超声不适合筛查 HCC（例如肥胖患者）时，应每 6 个月进行一次 CT 或 MRI 扫描，加或不加甲胎蛋白检测。

五、HCC 预防

1. NAFLD 肝硬化患者应戒烟戒酒。

2. 鼓励有 HCC 风险的 NAFLD 和 F3 患者，通过改变生活方式和药物治疗对血糖和血脂异常进行最佳管理。

3. 合并糖尿病的患者，二甲双胍可降低 50% 的 HCC 发生率。

4. 他汀类药物可使 HCC 的发生风险降低 37%，建议所有 NAFLD 合并高脂血症的患者常规使用他汀。

5. 磺脲类药物（*OR* 为 1.62）或胰岛素（*OR* 为 2.61）有增加 HCC 发生的风险。

6. 鼓励有 HCC 风险的、伴有 F3 的 NAFLD 患者通过改变生活方式、药物治疗、内窥镜或外科减肥手术治疗肥胖。

7. 有研究表明阿司匹林可降低 HCC 发生率。

（杨宝山　李文松）

第四章

代谢相关脂肪性肝病的治疗

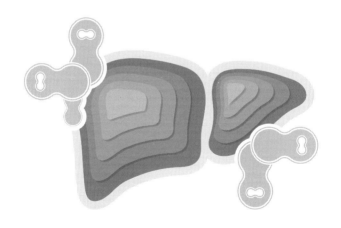

目前还没有以 NAFLD 为适应证的西药。减重是最基本，也是非常有效的治疗方法。但由于通过改善生活方式维持高比例的减重非常困难，因此亟须新的治疗药物，有超过 100 种新药正在研发过程中。目前仅有少量的经典药物被推荐用于 NASH 治疗。除了改善生活方式，已经有多种减重药物上市，但对于 NAFLD 的疗效尚不明确。对于符合代谢手术指征的患者，也可以从代谢手术中获益。

第一节
营养评估与干预

摄入热量过多、膳食结构不合理或没有正确的进餐习惯，均是 NAFLD 发生和发展的危险因素。因此，营养干预是治疗 NAFLD 最基本和最有效的治疗手段之一。在减重的过程中，营养干预大约起到 70% 的作用，运动大约起到 30% 的作用。如果不适合或无法运动，仅营养干预也能起到良好的减重效果。一份营养处方的制定和完成，应经过评估 – 确定目标 – 处方 – 执行的过程。

一、影响 NAFLD 发生的营养因素

此方面研究成果非常丰富，本节仅介绍主要的营养因素及其作用，见表 4-1-1。

表4-1-1　NAFLD发生的营养因素

营养因素	影响程度	说明
总热量	+++	总热量摄入过多，比某种成分摄入更多危害更大；高碳水化合物比高脂肪食物危害更大
脂肪酸	+	高饱和脂肪酸和反式脂肪酸促进脂肪肝，多不饱和脂肪酸可能有保护作用；反式脂肪酸促进肝纤维化
碳水化合物	+	高碳水化合物促进全身和肝脏脂质沉积
蛋白质		低蛋白饮食可以诱发营养不良性脂肪肝；大量红肉和加工肉促进NAFLD和NASH发生
胆固醇	+	高胆固醇摄入促进NAFLD发生
果糖	++	促进NASH发生
膳食纤维	-	降低脂肪肝发生风险
新鲜水果及绿叶蔬菜	-	降低脂肪肝发生风险
咖啡	-	每天 ≥3杯咖啡可预防脂肪肝发生发展

注：+表示促进发生发展；-表示有保护作用。

二、NAFLD 营养评估

1. 调查问卷　通过人体测量、膳食调查、生化检查、临床检查等手段，确定 NAFLD 患者营养不良（营养过剩）的类型与程度，有助于制订个体化营养干预计划，并监测营养干预的疗效。在临床工作中建议由营养师或有经验的医生采用 24 小时膳食回顾法结合膳食频率法调查患者膳食习惯。膳食调查问卷比较见表 4-1-2。

表4-1-2　膳食调查问卷比较

膳食调查方法	优缺点
称重法	可靠；对调查人员及被调查者要求较高；适合个体膳食调查，不适合大规模调查研究
24小时膳食回顾法	应答率高；不适合用于7岁以下儿童及75岁以上老年人；适合个体膳食调查研究
食物频率法	应答率高；对调查人员要求较高；能够迅速获取日常食物摄入的种类和数量，更能反映长期营养摄入模式；可以作为研究慢性病与膳食模式关系的依据；其结果也可作为在人群中进行膳食指导宣传教育的参考；在流行病学研究中可以用来研究膳食与疾病之间的关系，应用非常广泛 缺点：食物记录的准确性差

注：膳食调查问卷具体内容详见附录一。

2．人体测量学指标　包括身高、体重、腰臀比、握力、上臂围、上臂肌围等。皮褶厚度可反映体脂含量，最常用的是三头肌皮褶厚度，也可以测量腹部皮褶厚度或肩胛下皮褶厚度、髂前上棘上皮褶厚度。

三、减重速度和目标

1．减重速度　每周不超过 1 ~ 2kg。减重速度过快，容易出现低血糖、营养不良和肌肉减少，后期体重容易反弹。

2．减重目标　根据 NAFLD 肝组织学改善的目标确定合理的减重目标。二者之间的关系见表 4-1-3。目标设定越高，能够坚持下来的人数越少。一般要求体重降低维持 1 年以上，会有更好的肝组织学改善。

表4-1-3　减重程度和NAFLD肝组织学
改善之间的关系

减重比例	5%	7%		10%
NASH缓解	10%	26%	64%	90%
肝纤维化逆转	45%	38%	50%	81%
肝脂肪变改善	35%	65%	76%	100%
实现减重目标的患者比例	70%	12%	9%	10%

四、NAFLD 营养干预原则

1. **控制总热量摄入**　这是最重要的。在限能量平衡膳食中，建议每日减少 300 ～ 1 000kcal 热量。按照体重计算：BMI 为 18.5 ～ 23.9kg/m², 减少 300kcal/d; BMI 为 24.0 ～ 27.9kg/m², 减少 400kcal/d; BMI ≥ 28kg/m², 减少 500 ～ 1 000kcal/d。

2. **调整膳食结构**　降低饱和脂肪和碳水化合物摄入比例，保证蛋白质摄入；限制含糖（特别是果糖）饮料、糕点和深加工精制食品，增加全谷类食物、ω-3 脂肪酸以及膳食纤维摄入。

3. **养成良好的膳食习惯**　调整进食时间，一日三餐定时适量，严格控制晚餐的热量和晚餐后进食行为。每天超过 3 餐（添加零食）会产生更频繁的胰岛素峰值，反过来可能会增加一天中对食物的渴望，从而干扰最佳饮食坚持。

对脂肪肝患者有益及有害的食物见表 4-1-4。

表4-1-4　对脂肪肝患者有益及有害的食物

有益食物	成分	非有益食物	成分
海鱼、鱼油	富含ω-3脂肪酸	甜果汁、果酱、蜜饯等甜食、甜点心	热量高，含果糖高，含反式脂肪酸
新鲜蔬菜、水果和藻类	富含食物纤维	蛋黄、鱼籽、动物内脏、动物油脂	高胆固醇
动物蛋白（保持）	含必需氨基酸	红肉、深加工肉类	含有有害物质
粗粮	富含维生素和微量元素		
植物蛋白			

注：合并T2DM患者：避免大量摄入蔗糖、果糖、葡萄糖等简单糖。
　　合并高脂血症患者：更严格限制脂肪摄入。
　　合并高血压患者：限制钠盐、味精等高钠食物摄入。
　　红肉：猪肉、牛肉、羊肉、兔肉等哺乳动物肉类。
　　白肉：鱼肉（含三文鱼）、禽类、部分水产品（虾蟹、牡蛎、蛤蜊）。
　　加工肉类：香肠、火腿、培根、酱卤肉、烧烤肉等。

五、特殊膳食模式

特殊膳食模式是为了满足特殊人群或特殊时期的生理需求和治疗与营养相关的病理改变而在一定时期或短期内采取的膳食方式。减肥膳食可以是调整三大营养素的比例，例如低能量饮食、低碳饮食、生酮饮食；也可以是调整饮食方式和时间，例如辟谷、轻断食、间歇性断食等，详见《基于临床的肥胖症多学科诊疗共识（2021年版）》。膳食模式的选择应在营养师指导下与患者共同协商决定。在治疗过程中可以辅以特殊食品、代餐提升饱腹感、延缓碳水化合物吸收速度，起到辅助作用。

本手册仅介绍临床常用的膳食模式。

（一）地中海饮食

地中海饮食能够改善肝脏脂肪变性，与热量限制无关。与低脂肪/高碳水化合物的饮食相比，地中海饮食患者肝脏脂肪含量和胰岛素敏感性（与体重减轻无关）的降低更显著，并且心血管风险更低。研究表明，NAFLD 的非糖尿病受试者给予为期 6 周的地中海饮食，与相同热量的低脂高碳水化合物饮食相比，减重程度没有差异，但肝脂肪变显著减轻（39%±4% vs 7%±3%，P=0.012），胰岛素敏感性显著改善，而对照组没有变化。

地中海饮食的要点：

1. 以种类丰富的植物食品为基础，包括大量水果、蔬菜、土豆、五谷杂粮、豆类、坚果、种子；

2. 对食物的加工尽量简单，并选用当地、应季的新鲜蔬果作为食材，避免微量营养素和抗氧化成分的损失；

3. 烹饪时用植物油（含不饱和脂肪酸）代替动物油（含饱和脂肪酸）以及各种人造黄油，尤其提倡用橄榄油；

4. 脂肪最多占膳食总能量的 35%，饱和脂肪酸只占 7%～8%；

5. 适量进食奶酪、酸奶类的乳制品，最好选用低脂或脱脂乳制品；

6. 每周吃两次鱼或禽类食品（多项研究显示鱼类营养更好）；

7. 每周进食鸡蛋少于 7 个，各种烹饪方式均可（也有建议不多于 4 个）；

8. 用新鲜水果代替甜品、甜食、蜂蜜、糕点类食品；

9. 红肉每月数次，总量不超过 340～450g，尽量选用瘦肉。

（二）限制能量平衡膳食

限制能量平衡膳食（calorie restrict diet，CRD）限制总能量摄入，且宏量营养素的供能比例符合平衡膳食要求，在限制能量摄入的同时需要保证营养需求。因接近日常饮食结构，CRD 安全性高且容易坚持。为了避免因食物减少引起维生素和矿物质不足，应适量摄入含维生素 A、维生素 B_2、维生素 B_6、维生素 C 和锌、铁、钙等微量营养素补充剂。可以按照推荐的每日营养素摄入量设计添加混合营养素补充剂。

（三）高蛋白质膳食

高蛋白质膳食广受年轻人欢迎，适合单纯肥胖合并高脂血症者。蛋白摄入量占每日总能量的 20%～30% 或 1.5～2.0g/（kg·d）。饱腹感强，依从性好，减重减脂更明显，反弹少。但是有较重的肾负荷/酸负荷。在 40% 的高蛋白质膳食下，免疫力以及蛋白效率显著降低，慢性肾病患者慎用。

（四）间歇性断食

间歇性断食（intermittent fasting）也很受欢迎，肌肉衰减风险小、依从性较好，除减重外，还能更好地改善体内糖脂代谢、降低炎症和氧化应激水平，具有很好的应用前景。常见方法有隔日断食 [断食日 24 小时摄取 25% 的热量（女性约 500kcal/d，男性约 600kcal/d），下一个 24 小时自由进食]、限时进食（8 小时进食，16 小时禁食）和 5：2 进食（一周内连续 2 天为断食日，摄取 25% 的热量，其余 5 天自由进食）。轻断食指每周不连续的 2 天限制热量。但是低血压、低血糖、药物治疗的糖尿病患者禁用。2019 年中西医结合杂志刊登了《中医禁食疗法专家共识》，可供参考。

（五）其他膳食模式

以下膳食模式需要营养师专门指导，具体见表4-1-5。

表4-1-5　其他膳食模式

膳食模式	营养限制
极低脂饮食	<每日摄入能量的20%
低脂饮食	<每日摄入能量的30%
极低碳水化合物饮食（生酮饮食）	<20～50g/d或<每日摄入能量的5%～10%
低碳水化合物饮食	50～130g/d或<每日摄入能量的10%～40%

六、营养干预方案制定

根据患者的膳食习惯以及人体测量、生化检查及临床检查等资料，对患者进行营养评估、制定营养干预方案，包括能量与营养素确定、食谱制定等。不同热量减重饮食见表4-1-6。

表4-1-6　不同热量减重饮食内容举例

单位：g

热量	谷薯类	蔬菜类	水果类	肉蛋类	大豆类	奶类	油脂类
1 000kcal	100	500	200	150	25	160	5
1 200kcal	125	500	200	150	25	250	10
1 500kcal	150	500	200	200	25	250	20

营养师或临床医生可以采用上述热量模式对患者进行指导，也可根据患者具体情况自行调整。部分食物重量折算参照表4-1-7。

表4-1-7　部分食物重量折算参照表

食物种类	重量	折算内容
谷薯类	75g	≈1小标准碗大米饭 2.5小标准碗大米粥 1个标准馒头 1小标准碗面条（熟） 9个饺子皮 12～15个馄饨皮
肉蛋类	50g	≈1个鸡蛋 5个鹌鹑蛋 1/4个鸡腿 1小块瘦畜肉（约1个鸡蛋大小）
奶类	250g	≈1盒牛奶（243ml） 1盒酸奶（180g）
蔬菜	500g	≈1个标准盘（9寸盘）
大豆类	25g	≈1/4盒豆腐（400g/盒） 1杯豆浆（约400ml）
油脂类	10g	≈1小匙植物油 1个核桃

注：具体根据食物重量而定。

七、建议应用软件

有多种应用软件可以计算各种食物所含热量，可推荐给患者。

八、营养师随访

建议在线指导1个月。

随访频次：每3个月随访一次。

随访重点：身高、体重、腰围、体脂分布，肌肉质量和力量，血生化指标（转氨酶、肌酐、血糖、血脂）。

（华　鑫）

第二节

运动管理

虽然仅仅通过饮食控制就可以减重，但是配合运动能更好地实现长期减重，减少反弹，预防减重过程中发生肌肉减少。运动除了消耗热量，还能通过多种机制改善 NAFLD，因此是 NAFLD 治疗中非常重要的步骤。

一、名词和定义

1. **身体活动水平** 是描述一个人进行规律有氧运动水平的概念。身体活动水平分类与一个人在给定水平获得的健康受益多少有关。身体活动水平与肌肉发达程度、体重、工作强度、时间和频率相关。身体活动水平分为以下 4 个级别：①非活跃状态（inactive）：在日常生活的基本活动之外没有进行任何中等或较大强度的身体活动。②身体活动不足（insufficiently active）：进行一些中等强度或较大强度的身体活动，但每周达不到 150min 的中等强度身体活动或 75min 的较大强度活动或等效组合。该水平身体活动低于成人身体活动指南的目标范围。③活跃的身体活动（active）：每周进行相当于 150～300min 的中等强度身体活动，或 75～150min 的较大强度身体活动或等效组合。该水平身体活动达到成人身体活动指南的目标范围。④非常活跃的身体活动（highly active）：每周超过 300min 的中等强度、150min 的较大强度身体活动或等效组合。该水平身体活动超过成人身体活动指南的目标范围。

2. **久坐不动** 久坐不动涵盖了久坐行为（每天 4h 以上）及体力活动过少，是 MetS 的重要危险因素。

3. **有氧运动** 这类运动所需的能量通过有氧氧化产生，也称为耐力运动，是指身体大肌群有节奏的、较长时间的持续运动。有氧运动可改善心肺耐力，优化人体代谢功能，如血糖、血脂代谢。有氧运动包括快走、跑步、跳广场舞、打太极拳、骑自行车和游泳等。

4. **无氧运动** 无氧运动是指持续时间短（即 $10 \sim 30s$）、高强度（即全力锻炼）的运动。这种"全力"运动通常称为"短跑训练"，在最大摄氧量强度之上进行。在无氧运动中，运动肌肉的能量需求主要由 ATP- 磷酸肌酸（ATP-PC）系统和糖酵解提供。无氧运动包括 100 米和 200 米跑，或短距离速滑。

5. **抗阻运动** 包括增加骨骼肌力量、爆发力、耐力和体积的身体活动或运动，是指人体调动身体的骨骼肌收缩来对抗外部阻力的运动方式。抗阻运动可以利用自身重量或特定的训练器械，如弹力带、杠铃、哑铃或固定器械。

6. **最大摄氧量** 最大摄氧量（maximal oxygen uptake，VO_{2max}）指人体在进行大肌肉群参加的长时间剧烈运动中，当心肺功能和肌肉利用的能力达到个体极限水平时，单位时间内所能摄取的氧量。通常用最大摄氧量的相对值来表示，是心肺耐力的重要测评指标。

7. **运动强度** 指运动时费力的程度。比如走或跑的速度、蹬自行车的功率、登山时的坡度和速度、抗阻训练的重量和阻力等。高强度运动：$> 80\%$ VO_{2max}；中等强度运动：$60\% \sim 80\%$ VO_{2max}；低强度运动：$< 60\%$ VO_{2max}。

8. **靶心率** 靶心率（target heart rate，THR）是在运动中应该达到和保持的心率。

9. **最大心率** 最大心率（heart rate max，HR_{max}）

是人体在运动达到力竭状态时的心率。

10．**储备心率** 储备心率（heart rate reserve，HRR）是最大心率与安静心率的差值。

11．**代谢当量－梅脱** 代谢当量－梅脱（metabolic equivalent of energy，MET）来自摄氧量，又称代谢当量，其使用较摄氧量更为方便，MET 是有效、便捷、标准地描述多种体力活动强度的方法。根据代谢当量的大小，将体力活动水平分为低、中、较大体力活动三个等级。

12．**运动时间** 指一段时间内（每次、每天或每周运动的时间）进行有氧运动的总时间。

13．**体适能** 体适能（physical fitness）指能够充满活力和警觉地执行日常任务，没有过度疲劳，并有充足的能量享受休闲时光和应对紧急情况。体适能包括心肺健康（耐力或有氧能力）、肌肉骨骼健康、柔韧性、平衡能力和运动速度。体适能可分为健康相关和运动表现相关两类。

14．**心肺耐力** 心肺耐力（cardiorespiratory fitness，CRF）指持续体力活动中呼吸系统吸入氧气、循环系统运送氧气和骨骼肌利用氧气的能力，体现人的心肺功能和有氧耐力。心肺耐力是健康体适能的核心要素，可以作为预测疾病发病率与死亡率的良好指标。

二、运动对脂肪肝患者的益处

1．消耗热量，降低体重。

2．增加肌肉质量，提高基础代谢率。

3．改善脂肪代谢酶活性，减少肝脏脂肪含量。

4．增加游离脂肪酸供能，提高胰岛素敏感性和调整机体代谢水平，降低血脂水平。

5．其他益处 提高心肺耐力，减少动脉粥样硬化风险；体力活动增加或有规律地运动可减少焦虑和缓解抑郁，改善认知功能，增加幸福感，提高工作、娱乐和体力活动的能力，增强老年人独立生活能力，减少老年人跌倒的风险，预防或缓解老年人的功能障碍等。此外，大量研究证明，运动能够降低心脑血管疾病和肿瘤的发生率，提高身体素质，促进心理健康，具有"延年益寿"的作用。

三、NAFLD 患者的运动处方

一个有效的运动处方需包括运动强度、运动时间和运动方式，应由具有运动处方师资格者开具运动处方。原则上脂肪肝患者推荐的运动处方要求：坚持中等强度有氧运动 30min，每周 5 次，或每天高强度有氧运动 20min，每周 3 次，同时做 8 ～ 10 组抗阻训练，每周 2 次。这个方案与所有代谢综合征患者减重的运动处方相同。

（一）有氧运动

1. 运动强度　运动强度是决定运动有效性最重要的因素，是保证运动效果和安全性的核心指标。采用专业设备检测最大摄氧量最准确，但在临床上难以应用。中等强度一般指最大心率的 64% ～ 76%，较大强度指最大心率的 77% ～ 95%。对于无运动习惯的肥胖患者，起始运动强度应维持在最大心率的 50% ～ 60%，可逐渐延长运动时间、增加运动频率，最后达到较大运动强度的心率。用心率计算运动强度简便易行，被广泛应用。

（1）最大心率百分比法：靶心率 = 最大心率 × 预期强度。最大心率 =207-0.7× 年龄（岁）。适用于所有人。缺点是个体化不足。

例：30 岁男性，身体健康，预期运动强度是最大心率的 50% ～ 60%，则：靶心率 =[207－（0.7×30）] ×（50% ～ 60%）=93 ～ 112 次 /min。

（2）储备心率百分比法：靶心率＝（最大心率－安静心率）×预期强度＋安静心率。优点：个体化，应用多。

例：30 岁男性，身体健康，安静心率为 70 次/min，预期运动强度是最大心率的 50% ～ 60%，最大心率 =207－（0.7×30）=186 次/min，靶心率＝（186-70）×（50% ～ 60%）+70=128 ～ 140 次/min。

一般建议在适宜的环境中，运动达到微微出汗，气短（能说话，不能唱歌）的强度，即为中等强度运动。也可以采用心率表等记录心率。

如果患者并发高血压或正在服用 β 受体阻滞剂，可采用主观疲劳感觉程度量表（rating of perceived exertion，RPE）代替心率来确定运动强度，11 ～ 15 级为中等运动强度。

2．运动时间和频率　中等强度运动每周不少于 150min；或较大强度运动每周不少于 75min；或中等强度运动和较大强度运动相结合。如果运动的目的是降低体重，则需要更长时间（每天至少 60 ～ 90min）的运动。运动时间可以通过连续性运动一次完成，也可以多次运动累加运动时间以实现目标，但每次至少 10 分钟。对于静坐少动人群，即使运动时间低于最小推荐量，也会带来益处。

无运动习惯的肥胖患者，减重开始阶段每天运动持续时间可控制在 20 ～ 30min，身体耐受能力差的可将其分为 2 ～ 3 段进行（每段 10 ～ 15min）。以后可每隔 1 ～ 2 周延长 5 ～ 10min，直到每日运动时间达到 60 ～ 90min、每周达到 250 ～ 300min 中等强度。如果采取每次至少 10min 的间歇运动，逐渐累积到 60min 也能获得持续运动的效果。

3．运动方式　除了有氧运动和抗阻运动，还可以加入柔韧性练习，如瑜伽、普拉提等，提高身体柔韧性和肌肉控制能力，防止受伤。有氧运动分为三类，见表4-2-1。A类运动可以推荐给所有成年人；B类运动属于运动强度较大的运动，可推荐给具有中等或更高体适能水平者、有规律运动习惯的人群；C类运动技巧要求高，可以推荐给有运动技巧、中等及以上体适能水平者。

表4-2-1　提高心肺耐力常用的运动类型

分类	运动类型	推荐人群	常见运动项目
A	技巧少、运动强度容易调整	所有成年人	健步走、骑车、水中走、慢舞
B	技巧少、运动强度较大	有规律运动习惯和/或中等及以上体适能水平的成年人	慢跑、快跑、健身操、快舞、动感单车、登台阶
C	技巧要求高	有运动技巧和/或中等及以上体适能水平的成年人	游泳、越野滑雪、滑冰、网球、羽毛球、篮球、足球

　　有氧运动可分为负重运动和无负重运动。当肥胖者无肌肉、骨骼的病变时，步行、慢跑是最好的运动减重方式。其中，慢速长跑是消耗热量最多、减肥效果最明显的项目，适合于轻度肥胖患者。但如果没有跑步经历，有肌肉、骨骼病变者，应尽量避免负重运动，选择无负重运动。无负重运动包括上肢、下肢坐式功率车、卧式功率自行车、坐位有氧操和水中运动等。如果患者患有较严重的临床疾病，比如有些临床疾病中运动可能是禁忌证（如高血压3级），尤其是病情较复杂的，需要在高水平医务人员监督下运动。

　　4．运动进度　近期无运动经历者，在运动初始阶段，运动时间可设定为每次10～20min。待运动能力有所改善后，可以先增加运动时间、运动频率，最后增加运动强度，一般每2周调整一次。如果身体运动能力极差，在开始阶段可以进一步降低运动强度。为保证长期减重、避免减重后反弹，应坚持每天运动，尤其是减重计划开始阶段。为避免运动后第二天出现过度疲劳、肌肉酸痛而停止运动，可以降低运动强度和运动持续时间来维持每天运动的频率。

（二）抗阻运动（力量训练）

在进行抗阻运动之前，应仔细评估肥胖患者的承受能力，有并发症的肥胖患者在开始阶段可能无法使用抗阻器械。短期目标首先是提高肌肉耐力，然后才是提高肌肉力量，长期目标是提高肥胖患者静息代谢率、减少瘦体重的丢失。

1. **运动方式**　自由负重、弹力带、哑铃。

2. **运动强度**　每组抗阻动作的重复次数为8～12次。

3. **运动频率和时间**　对每个大肌肉群训练2～3d/周，同一肌群的训练至少间隔48h。每一肌群训练2～4组，组间间隔2～3min。

（三）柔韧性运动

肥胖患者关节周围脂肪堆积过多，会影响伸展功能，改变体位时反应迟缓容易失去平衡，所以对肥胖患者进行柔韧性训练可提高关节的活动范围，减少肌肉韧带的损伤，预防腰痛、延缓肌肉酸痛。每周至少2～3次，每天训练效果更好。练习时，建议将柔韧性练习安排在主动热身、有氧运动、肌肉力量运动后进行，会提高练习效果；也可通过热敷、洗澡等被动方法提高肌肉温度。

四、运动前评估

（一）安全性评估

根据心血管疾病风险分层，设定相应的运动强度及医学检查和监督。内科医生对有中、高风险的患者开运动处方时应谨慎，建议咨询专业运动处方师。根据心血管疾病危险分层的运动建议见表4-2-2。

表4-2-2　根据心血管疾病风险分层的运动建议

风险分层		运动前的医学检查	运动前的运动测试	运动测试时的医务监督
低危	中等强度	不必要	不必要	不必要
	较大强度	不必要	不必要	不必要
中危	中等强度	不必要	不必要	不必要
	较大强度	推荐	不必要	不必要
高危	中等强度	推荐	推荐	推荐
	较大强度	推荐	推荐	推荐

（二）现有运动能力评估

理论上应进行心肺耐力测试和肌肉力量测试，但临床上难以应用。

（三）身体成分测试与评价

生物电阻抗法（BIA）是一种简单、安全、无创的测量身体成分的方法，实用性较强，可推算身体内各种组织的含量，从简易的体脂秤到专业设备都可以检测。身体成分也可以采用双能 X 线法进行检测。运动和减重前后测定有助于评估减脂效果和肌肉质量，避免减重过程中造成肌少症。

五、脂肪肝患者的体力活动与避免久坐不动

久坐不动的危害较大，即使在久坐之后进行运动也无法完全抵消。建议久坐不动人群，每40分钟起立活动 5 分钟。

适当的家务劳动也能起到一定程度的运动效果，具体见表4-2-3。

表4-2-3 常见体力活动和运动的强度分级

低强度活动（<3MET）	MET	中强度活动（3～6 MET）	MET	较大强度（≥6MET）活动	MET
看电视	1.3	擦窗户、擦车	3.0	游泳（娱乐性）	6.0
开会	1.5	扫地、拖地	3.0～3.5	走跑结合（跑步<10min）	6.0
静坐（用电脑、伏案）	1.5	步行（4.8～6.4km/h）	3.0～5.0	步行（7.2km/h）	6.3
绘画、打牌	1.5	投篮	4.0	骑车（16.1～19.2km/h）	6.8
钓鱼（坐位）	2.5	乒乓球	4.0	踢足球（娱乐性）	7.0
站立位洗碗、熨衣服、做饭	2.0～2.5	羽毛球（娱乐性）	4.5	搬重物（搬砖）	7.5
				打篮球	8.0
散步	2.0～2.5			跳绳	10.0
				踢足球（比赛）	10.0
				跑步（8km/h）	8.0
				跑步（9.6km/h）	10.0
				跑步（11.2km/h）	11.5

六、配合饮食控制

为了达到减重效果，运动的同时必须保证能量负平衡，否则可能会增加体重。运动前可以进食含糖的食物，例如香蕉，以保证运动中的血糖水平。运动后补充高蛋白食物，例如鸡蛋，可以促进肌肉合成代谢。

（吴　剑）

第三节
药物治疗

NAFLD 常合并全身代谢异常，并且其死亡原因为冠心病、肿瘤和终末期肝病。因此，药物治疗应涵盖肝病、糖尿病、肥胖等心血管危险因素及合并疾病的治疗。本节只介绍以缓解 NAFLD 为目标的药物。需要注意的是，药物治疗不能代替生活方式调整。

一、药物治疗的适应证

药物治疗对象为 NASH 患者，特别是 ≥F2 期肝纤维化的患者。由于证据不足，F4 常被排除在药物适应证之外。病情较轻，但疾病进展风险较高的患者（如 T2DM、MetS、持续升高的 ALT、高坏死性炎症）也可以作为药物预防疾病进展的候选对象。

二、天然维生素 E

1. **机制**　抗氧化，减轻炎症坏死。

2. **适应证**　病理证实的 NASH，或无创诊断明确的纤维化 NASH，无 T2DM。

3. **用法用量**　800IU（534.4mg），每天一次，顿

服（中国药典每日最大剂量为 300mg）。

4. 疗效 PIVENS 研究显示，与安慰剂组相比，维生素 E 治疗 2 年后，NASH 缓解率显著提高（43% vs 19%，$P=0.001$），肝脂肪变减轻（$P=0.005$ 和 $P < 0.001$），肝脏炎症减轻（$P=0.02$ 和 $P=0.004$），但不能改善肝纤维化分期（$P=0.24$ 和 $P=0.12$）。即使治疗中体重增加的患者，维生素 E 仍具有保护作用。

另一项研究表明，桥接肝纤维化或肝硬化患者平均应用维生素 E 治疗 5.62 年，病死率（$HR=0.3$）和失代偿率（$HR=0.52$）显著降低，并且在 T2DM 和非 T2DM 患者均有效。但肝癌发生率没有显著改变。

5. 不良反应 维生素 E 大量长期使用（> 400mg/d）可能导致全因死亡率和前列腺癌风险增加（每 1 000 人年增加 1.6 人，$HR=1.17$），与硒联合应用可抵消该风险（$HR=0.4$）。出血性脑卒中的风险增加，每 1 250 名服用维生素 E 的人额外发生一次出血性脑卒中（$HR=1.22$）。

6. 指南推荐 EASL、AASLD、亚太地区肝病协会（Asian Pacific Association for the Study of the Liver，APASL）指南推荐，治疗前应向每位患者介绍该药的利弊。

三、吡格列酮

1. 机制 胰岛素增敏剂，作用靶点为 PPAR-γ。PPAR-γ 活化可调控多个胰岛素相关基因的转录继而调节糖脂代谢，可降低外周组织和肝脏的胰岛素抵抗，增加依赖胰岛素的葡萄糖的处理，并减少肝糖输出。

2. 适应证 病理证实的 NASH，或无创诊断明确的纤维化 NASH，合并或不合并 T2DM。

3. 用法用量 30 ～ 45mg，每日一次，口服，服药时间无要求。

4. 疗效 在 PIVENS 研究中，吡格列酮治疗组与安慰剂组相比，NASH 缓解率无显著差异（34% vs 19%）。一项 meta 分析纳入 5 项 RCT 研究，包括经活检证实的 NASH 患者共 497 例，剂量为 30 ~ 45mg/d，治疗时间为 6 ~ 24 个月。进展期肝纤维化改善定义为从 F3 ~ F4 降低到 F0 ~ F2，在所有患者中 *OR*=5.84，在非 T2DM 患者中 *OR*=3.4。所有肝纤维化改善定义为肝纤维化降低 1 级，在所有患者中 *OR*=1.66，在非 T2DM 患者中 *OR*=1.76。在全体人群和非 T2DM 人群中，NASH 改善的 *OR* 值分别为 3.22 和 2.95。

5. 不良反应 体重增加、水肿、膀胱癌（有争议）和骨密度降低。

6. 指南推荐 EASL、AASLD、APASL 指南。

EASL 指南建议维生素 E 和吡格列酮必要时可以联合应用。最佳治疗时间尚不明确；在基线水平 ALT 升高的患者中，如果治疗 6 个月后转氨酶没有下降，则应停止治疗；对于基线水平 ALT 正常的患者，无推荐意见。

四、胰高血糖素样肽 -1 受体激动剂

APASL 指南推荐用于 NASH 患者，特别是糖尿病患者。胰高血糖素样肽 -1 受体激动剂（glucagon-like peptide-1 receptor agonists，GLP-1RAs）可以改善肝脏组织学（脂肪变、炎症和纤维化），降低 GGT 水平。利拉鲁肽治疗组（1.8mg，每日一次，皮下注射）NASH 缓解率和肝纤维化无进展率高于对照组。艾塞那肽证据更少。

司美格鲁肽已经获批治疗糖尿病、改善心血管结局和减重（仅美国 FDA）适应证。治疗 NASH 的 Ⅱ 期临床试验显示，0.1mg、0.2mg 和 0.4mg，每日一次，

皮下注射治疗 72 周，NASH 缓解且肝纤维化不进展的比例分别为 40%、36% 和 59%，均显著高于空白对照组（17%）。

主要不良反应为胃肠道不良反应，数周后消失。建议从小剂量开始逐渐加量达到治疗剂量。

五、奥贝胆酸

奥贝胆酸Ⅲ期临床试验结果显示，每天 25mg 治疗 18 个月时，肝纤维化改善程度 ≥ 1 级且 NASH 无恶化的患者比例高于对照组（23.1% vs 11.9%，$P=0.000\ 2$）。但未获美国 FDA 批准。

六、不被推荐的药物

二甲双胍、熊去氧胆酸、ω-3 不饱和脂肪酸等药物因不能改善肝组织学，不推荐用于脂肪肝的治疗。

七、保肝药物

我国《非酒精性脂肪肝性肝病防治指南》（2018年）推荐：水飞蓟素（宾）、双环醇、多烯磷脂酰胆碱、甘草酸类、还原型谷胱甘肽、S- 腺苷甲硫氨酸、熊去氧胆酸等针对肝脏损伤的治疗药物安全性良好。在综合治疗的基础上，保肝药物作为辅助治疗推荐用于以下类型 NAFLD 患者：①肝活检组织学检查确诊的 NASH；②临床特征、实验室及影像学检查提示存在 NASH 或进展性肝纤维化，例如合并 MetS 和 T2DM，血清氨基酸转移酶和 / 或 CK18 持续升高，LSM 值显著增高；③应用相关药物治疗 MetS 和 T2DM 过程中出现肝脏氨基酸转移酶升高；④合并药物性肝损伤、自身免疫性肝炎、慢性病毒性肝炎等其他肝病。建议根据肝脏损伤类型、程度以及药物效能和价格选择 1 种保肝药物，疗程需要 1 年以上。对于血清 ALT 高于正常值上限的患者，口服某种保肝药物 6 个月，如果血清氨基酸转移酶仍无明显下降，则可改用其他保肝药物。

1. 抗氧化类药物 以水飞蓟素（宾）和双环醇为主要代表。某研究将 NASH 患者随机分为瑞舒伐他汀钙片和双环醇联合治疗组及单用瑞舒伐他汀钙片治疗组，每组 60 例，疗程 24 周。结果显示，患者的血清肝酶、血脂、肝纤维化指标及肝组织活检所示纤维化程度均较治疗前获得改善。一项 meta 分析显示，水飞蓟宾 – 磷脂复合物治疗 8 周～ 3 个月后，可明显降低 NAFLD 患者 ALT 和 AST 水平，并改善生活质量，显著优于对照组。

2. 肝细胞膜修复保护剂 以多烯磷脂酰胆碱为主要代表，保护细胞膜及细胞器膜的完整性、稳定性和流动性。一项 RCT 临床研究观察多烯磷脂酰胆碱治疗 2 型糖尿病患者合并 NASH 的效果。对照组 37 例采用生活方式调整加二甲双胍治疗，治疗组 178 例在此基础上加用多烯磷脂酰胆碱。研究结果显示，治疗 6 个月时患者 ALT、AST、GGT 与基线相比显著下降，腹部超声显示肝脏回声改善率为 66.4%。长期治疗（7 年以上），肝纤维化进展更慢，肝脏脂肪变明显减轻，腹部超声提示脂肪肝改善率为 81.6%，且血糖控制更佳。

3. 抗炎类药物 甘草酸制剂具有类似激素样的非特异性抗炎作用。2015 年发表的一项 meta 分析中纳入国内 5 项共计 362 例复方甘草酸苷治疗 NASH 患者的研究，其结果显示治疗组乏力、纳差等症状好转率、ALT 和 AST 复常率、肝脏影像学指标的改善效果均显著优于对照组。

其他药物介绍请查阅相关文献。

（李　海）

第四节

代谢手术

当现有减重的方法包括膳食控制、加强运动、药物治疗，效果欠佳或体重难以维持，且符合减重手术适应证时，可以考虑代谢手术。代谢手术是目前公认的唯一可以达到长期有效降低体重的治疗方法，对肥胖及 T2DM 具有明确的预防和长期缓解作用，还有利于高血压、高脂血症及呼吸睡眠暂停综合征等疾病的缓解。越来越多的证据表明，代谢手术对严重的 NAFLD 也具有很好的疗效。

一、代谢手术的适应证及禁忌证

1. 适应证

（1）BMI ≥ 35kg/m^2、有或无合并症的 T2DM 患者，可考虑行减重 / 胃肠代谢手术。

（2）BMI 为 30 ～ 35kg/m^2 且有 T2DM 的患者，生活方式和药物治疗难以控制血糖或合并症时，尤其具有心血管风险因素时，减重 / 胃肠代谢手术应是治疗选择之一。

（3）BMI 为 28.0 ～ 29.9kg/m^2 的患者，如果合并 T2DM，并有向心性肥胖（腰围女性＞ 85cm，男性＞ 90cm）且至少再符合 2 条代谢综合征标准：高甘油三酯、低高密度脂蛋白胆固醇水平、高血压。对上述患者行减重 / 胃肠代谢手术也可考虑为治疗选择之一。

（4）BMI ≥ 40kg/m^2 或 ≥ 35kg/m^2 伴有严重合并症；且年龄 ≥ 15 岁、骨骼发育成熟，按 Tanner 发育分级处于 4 级或 5 级的青少年，在患者知情同意情况下，腹腔镜可调节胃束带术或胃肠 Roux-en-Y 分流术也可考虑为治疗选择之一。

（5）BMI 为 25.0 ～ 27.9kg/m^2 的 T2DM 患者，应在知情同意情况下进行手术，严格按研究方案进行。但这些手术的性质应被视为纯粹只作为伦理委员会事先批准的试验研究的一部分，而不应广泛推广。

2．禁忌证

（1）滥用药物或酒精成瘾或患有难以控制的精神疾病的患者，以及对代谢手术风险、益处、预期后果缺乏理解能力的患者。

（2）明确诊断为 1 型糖尿病的患者。

（3）胰岛 β 细胞功能已基本丧失的 T2DM 患者。

（4）合并出凝血异常疾病、心肺功能无法耐受手术者。

（5）BMI ＜ 28kg/m^2 且药物治疗及使用胰岛素血糖控制效果满意的糖尿病患者。

（6）妊娠糖尿病及其他特殊类型的糖尿病患者暂不在外科手术治疗的范围之内。

（7）年龄 ＞ 60 岁或其他医生认为不适合手术的情况。

二、代谢手术治疗 NAFLD

代谢手术能改善肥胖患者的长期预后，特别是减少肝细胞癌等肿瘤风险，这也是 NAFLD 患者的主要死亡原因。meta 分析表明代谢手术相关的体重减轻使 85% 的患者 NASH 消失，34% 的患者肝纤维化得到改善。但要权衡获益与围术期 / 术后风险，特别是 NASH 肝硬化患者。与非肝硬化患者（死亡率 0.3%）相比，代偿性肝硬化患者的死亡率（0.9%）更高，失代偿性肝硬化患者的死亡率（16.3%）显著升高。一项研究显示，122 名肝硬化患者（其中 97% 为 Child-Pugh A 级）进行代谢手术，与手术相关的早期死亡率为 1.6%，晚期死亡率为 2.45%。值得注意的是，41 名行袖状胃切除的肝硬化患者中，手术相关死亡率为 0。

三、代谢手术的术式

代谢外科手术术式包括腹腔镜胃袖状切除术、腹腔镜 Roux-en-Y 胃旁路术、胆胰转流十二指肠转位术、修正手术等。手术术式的优劣有争议，但倾向于推荐第一种术式。

现在已经发展了多种胃镜下治疗方法，例如胃镜生物球囊减肥术等，也是未来的一种治疗方向。

（杜松涛）

第五节

肝移植手术

肝移植增长最快的病因是 NAFLD。NAFLD 相关终末期肝病已经是英国肝移植和美国女性肝移植病因的第一位，是美国所有肝移植病因的第二位。

一、NAFLD 进行肝移植的手术指征

（1）进行性肝硬化伴肝功能失代偿和门静脉高压。
（2）发生 HCC。

二、术前治疗

2018 年《关于非酒精性脂肪性肝炎所致终末期肝病和肝移植的国际肝移植共识声明》指出，仅 1 ~ 3 级肥胖不构成肝移植的禁忌证。但存在合并症的情况下，尤其是存在糖尿病合并症时，强烈建议对患者进行严格筛选。由于 NASH 患者年龄通常较大，并且常存在肥胖和糖尿病等代谢性危险因素，导致更

易患脑血管疾病（cerebrovascular diseases，CVD）和慢性肾病，肝移植术中、术后病死率升高，因此对于 NASH 肝硬化患者，在肝移植术前必须进行详细的心血管评估。

三、预后

NASH 肝移植受者的生存率与其他病因肝移植受者相似，NASH 肝移植受者总的病死率为 31%，而肝移植术后 5 年、10 年、15 年的生存率分别为 86%、71%、51%。一项关于青年 NASH 患者肝移植的研究发现，尽管术后 1 年、3 年、5 年生存率良好，但该人群的长期预后欠佳，只有 58.2%（192/330 例）的患者在首次肝移植术后随访终点仍存活，同时还有 11.5% 的年轻患者需要进行再次肝移植，其中 1/3 由于 NASH 复发。NASH 肝移植后，MetS 和相关的肝外合并症仍会持续存在。因此，NAFLD 肝移植受者仍有 NAFLD 复发的风险。

2018 年《关于非酒精性脂肪性肝炎所致终末期肝病和肝移植的国际肝移植共识声明》指出：①术后应避免体质量增加，并促进体质量减轻，这是控制 MetS 的首要干预措施；②应将免疫抑制作用降至最低，在某些情况下应改为对特定 MetS 组分影响较小的药物；③选择用于治疗 MetS 的药物时应考虑药物间相互作用和肾功能不全。同时指出，肝移植术后 MetS 的治疗应始终从预防开始，如果饮食和生活方式干预失败，则可以寻求医学或外科手术干预，以降低肝移植术后 NAFLD 复发率、减缓纤维化进展。

（仇丽霞）

第六节
中医诊疗

传统中医学并无特定的与 NAFLD 对应的病名。中华中医药学会脾胃病分会 2017 年制订的《非酒精性脂肪性肝病中医诊疗专家共识意见》亦未明确脂肪肝的中医学名称。

一、病因

对于脂肪性肝病的病因，大多数医家认识基本一致，均认为其与饮食不节、情志失调、劳逸失度关系最为密切，另与先天禀赋、久病迁延、他病失治也有关。

1. 饮食不节　《素问·痹论》曰："饮食自倍，肠胃乃伤。"《本草经疏》云："饮啖过度，好食油面猪脂……壅滞为患，皆痰所为。"《诸病源候论》亦云："酒性有毒，而复大热，饮之过多，故毒热气渗溢经络，浸渍脏腑，而生诸病也。"脂肪性肝病患者喜食肥甘厚味，或进食过多，或大量饮酒，致水谷不能化为精微，反成痰浊之邪或湿热酒毒。内伤脾胃，致脾胃运化失常，水湿停聚，痰浊内生，蕴而化热，痰、湿、浊、热、酒毒相互搏结，蕴结于肝，发为本病。

2. 情志失调　《杂病源流犀烛·肝病源流》曰："气郁，由大怒气逆，或谋虑不决，皆令肝火动甚，以致脘胁胁痛。"《金匮翼·胁痛统论》曰："肝郁胁痛者，悲哀恼怒，郁伤肝气。"肝主疏泄，调畅气机，促进脾胃的运化。若情志抑郁、暴怒等情志失调，则肝失疏泄，气机阻滞，影响气血津液的输布代谢及脾胃的运化功能，水饮内停，血行不畅，久则气滞、血瘀，瘀阻肝络，而发为本病。

3. **劳逸失度** 《素问·宣明五气论》言："久视伤血，久立伤骨，久行伤筋，久卧伤气，久坐伤肉。"清代王孟英曰："盖太饱则脾阻，过逸则脾滞，脾气困滞而少健运，则饮停聚湿也。"肝主藏血、主筋，过度安逸，可致气血阻滞，肝气不舒，横逆犯脾，脾失健运，致使痰饮、水湿、瘀血在体内停聚，气滞痰湿血瘀滞于肝脏而发病。中医学在《内经》时代就认识到"久卧伤气，久坐伤肉"。

二、病机

中医界对脂肪性肝病的中医学病位多认为在肝，与脾关系密切，兼及于肾，为本虚标实之证。总的说来，其病机为脾虚失运，肝失疏泄，或兼肾精不足，湿浊（湿热、酒毒）内蕴，痰浊内蓄，瘀血阻滞，而最终形成湿、浊、痰、瘀、热、酒毒等多种病理产物互结，痹阻于肝脏脉络。

三、中医药治疗

1. **辨证论治** 《非酒精性脂肪性肝病中医诊疗专家共识意见（2017）》将 NAFLD 分为湿浊内停证、肝郁脾虚证、湿热蕴结证、痰瘀互结证，并予胃苓汤、逍遥散、三仁汤合茵陈五苓散、血府逐瘀汤合二陈汤作为主方加减辨证论治。

2. **中医药治疗现代研究**

（1）古方：茵陈蒿汤、柴胡疏肝散、二陈汤、苓桂术甘汤、小柴胡汤、鳖甲煎丸、大黄䗪虫丸、温胆汤、血府逐瘀汤、逍遥散、膈下逐瘀汤、葛花解酲汤等经临床辨证加减治疗脂肪性肝病已被证实疗效显著。

（2）自拟方：文献中有很多自拟方，可供参考。

（3）中成药：目前有脂肪肝治疗适应证的中成药

包括强肝胶囊、益肝灵软胶囊、鹧鸪降脂颗粒、降脂保肝丸、护肝宁片等。

四、针灸治疗及其他中医疗法

针灸治疗 NAFLD 有明显的优势，无不良反应且见效较快，因此深受欢迎。针灸治疗以针刺、电针、埋线和耳穴压丸为主，近年来应用艾灸治疗的报道也较多。对大量针灸治疗的研究结果进行数据挖掘显示，腧穴频次居前的是（共7穴）：足三里、丰隆、太冲、中脘、三阴交、天枢、曲池，7穴使用频次共占 48.33%。从处方涉及经脉的频度看，从高到低依次为足阳明胃经、足太阴脾经、足厥阴肝经、任脉、手阳明大肠经，超过半数的处方选择了这些经脉。分析目前针灸治疗的研究报道发现，针灸治疗 NAFLD 可从病证结合的角度，以远部选穴结合近部选穴为原则，远部重点选择厥阴、太阴、阳明、少阳经脉，近部以脐为中心进行选穴组方。不同针灸处方的临床疗效存在一定差异，文献的质量也参差不齐。

推拿、穴位贴敷和穴位注射等手法也被证明可改善 NAFLD。相对于针刺和埋线，耳穴压丸和艾灸也有不错的疗效。

（杨华升）

第七节

脂肪肝诊疗流程小结

亚太肝病研究学会代谢相关脂肪性肝病临床诊疗指南总结了 MAFLD 诊疗的框架（图 4-7-1），可供临床医师参考。

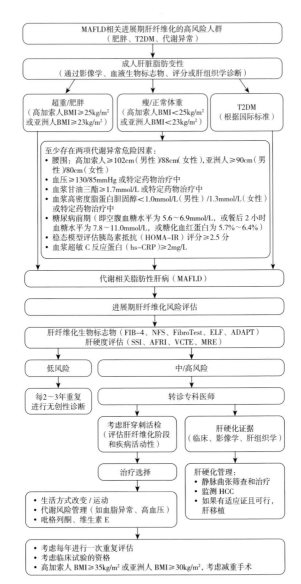

图4-7-1 MAFLD诊疗流程图

特殊人群脂肪肝

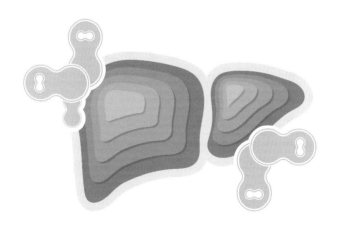

儿童青少年脂肪肝

一、儿童青少年 NAFLD 的流行病学及转归

儿童青少年 NAFLD 流行率为 7.6%（95% *CI*: 5.5%～10.3%），肥胖者为 34.2%（95% *CI*: 27.8%～41.2%）。

NAFLD 发生的高危因素：低出生体重加早期追赶生长、肥胖（特别是向心性肥胖）、体重增加过快、IR、T2DM 的家族史、10 岁以上、富含果糖的软饮料摄入过多等。

NAFLD 进展的高危因素：IR、ALT > 80U/L、AST/ALT > 1、持续高水平 GGT 和胆汁酸是 NASH 和肝纤维化进展的危险因素。

转归：儿童青少年 NASH 进展为终末期肝病的发生率与成人接近，一旦发生肝硬化，30%～40% 的患者将在 10 年内死亡。成年后肝癌风险和冠心病风险均增加，寿命较健康儿童缩短。

二、儿童青少年体重的计算和肥胖的定义

2～12 岁儿童标准体重的计算公式：体重（kg）= 年龄（岁）×2+8。

儿童肥胖：WHO 推荐以身高标准体重法对儿童肥胖进行判定，同等身高、营养良好的儿童体重为标准体重（100%），±10% 标准体重的范围为正常。> 15% 为超重，20%～29% 为轻度肥胖，30%～49% 为中度肥胖，> 50% 为重度肥胖。

性别和年龄特定的体重指数百分位数（BMI-*Z* score）：超重：> 85 百分位数；肥胖：> 95 百分位数。

BMI-*Z* score = [BMI–mean（BMI）]/sd（BMI）

BMI–Z score 自动计算网址：

https://www.bcm.edu/cnrc–apps/bodycomp/bmiz2.html。

三、儿童青少年脂肪肝筛查

1. 10 岁及以上所有肥胖儿童青少年，或伴其他危险因素的超重儿童青少年（向心性肥胖、IR、T2DM 或 T2DM 前期、脂代谢紊乱、阻塞性睡眠呼吸暂停综合征、多囊卵巢综合征、垂体功能低下、甲状腺功能减低、有 NAFLD 或 NASH 家族史）。

2. 小于 10 岁伴中重度肥胖、有 NAFLD 或 NASH 家族史或垂体功能低下者。

3. 一级亲属有肥胖、IR、T2DM 或 T2DM 前期、脂代谢障碍。

超声联合 ALT 为儿童青少年 NAFLD 最经济的筛查方法，且需常规检查身高、体重、腰围、血压、肝功能、空腹血糖及胰岛素。肝脏超声由于敏感度和特异度欠佳，肝脏 CT 或 MRI 由于放射性问题和较高费用，不推荐用于儿童青少年 NAFLD 的病情评估或预后判断。肝活检病理检查不推荐为儿童 NAFLD 的常规诊断标准，需严格掌握活检指征。北美小儿胃肠病、肝脏病和营养学会（NASPGHAN）指南建议对 NASH 和 / 或晚期纤维化风险增加的患者进行肝活检，包括 ALT 水平高（＞ 80U/L）、脾肿大或 AST/ALT ＞ 1 的患者。

四、儿童青少年脂肪肝的诊断和鉴别诊断

1. **临床诊断标准** 需符合以下（1）～（5）项，和（6）或（7）中任何 1 项。

（1）年龄在 18 岁以下，无饮酒史或饮酒折合乙醇量男性＜ 140g/ 周，女性＜ 70g/ 周。

（2）除外其他可导致脂肪肝的特定病因。

（3）除原发疾病临床表现外，部分患者可伴有乏力、消化不良、肝区隐痛、肝脾肿大等非特异性症状及体征。

（4）有超重、肥胖（向心性肥胖）、空腹血糖升高、脂代谢紊乱、高血压等代谢综合征。

（5）ALT升高＞1.5×ULN（60U/L）并持续3个月以上。

（6）肝脏影像学表现符合弥漫性脂肪肝诊断标准。

（7）肝活检组织学改变符合脂肪性肝病的病理学诊断标准。

2．鉴别诊断

（1）一般或系统性病因：神经性厌食症、乳糜泻、1型糖尿病、丙型肝炎、自身免疫性肝病、下丘脑垂体病变、炎症性肠病、蛋白质热能营养不良、急剧体重下降、甲状腺疾病等。

（2）遗传代谢性疾病：Wilson病、糖原累积症等。

（3）药物性肝病，如糖皮质激素等。

儿童青少年脂肪肝的鉴别诊断详见《儿童非酒精性脂肪肝病诊断与治疗专家共识》。

五、儿童青少年脂肪肝的病理学特征及无创性诊断

1．病理学特征　与成人不完全相同。

（1）1型（占12%）：与成人相似，脂肪变性通常在小叶中心区域更加显著并伴有肝细胞损伤、气球样变、小叶炎症和／或窦周纤维化。

（2）2型（占22%）：脂肪变性伴门脉炎症和／或门脉周围纤维化。

（3）3型（占66%）：混合型。

2．无创性诊断　研究较少，缺乏共识。

（1）肝脂肪变诊断：MRI-PDFF诊断儿童脂肪肝没有统一的界值。一项研究表明，0级脂肪变性（根据组织学定义）诊断界值为2.6%，1级为9.2%，2级为15.1%，3级为26.8%。总体准确性为56%（95% *CI*：54%～60%），AUC为0.82。也有研究采用6%、17.5%和23.3%作为0、1、2、3级脂肪肝的诊断界值。

（2）肝纤维化诊断：LSM 7～9kPa预测F1和F2期肝纤维化，＞9kPa预测F3期肝纤维化。在没有潜在肝病的儿童中，MRE正常值为2.1kPa，独立于年龄、性别或BMI。在慢性肝病儿童中，儿科队列的MRE显示临界值为2.71kPa，可识别F2期肝纤维化，具有88%的敏感度和85%的特异度。

六、儿童青少年脂肪肝的治疗

儿童青少年脂肪肝治疗首要治疗目标是控制体重、改善IR、防治MetS及其相关终末期器官病变；次要治疗目标是减轻肝脏脂肪变性，避免NASH的发生及肝病进展，预防或减少肝硬化和肝癌等。

1.改变生活方式 为首要干预方案。具体实施方案参照《中国儿童青少年代谢综合征定义和防治建议》中的饮食处方和运动处方。

（1）饮食：避免高脂高糖饮食，控制碳水化合物，限制饱和脂肪酸、反式脂肪酸、胆固醇以及富含果糖的果汁和饮料的摄入，增加食物中黏性纤维、植物甾醇（脂）的含量。每天早、中、晚三餐热量分配为30%、40%、30%，控制热量的同时要保证儿童生长发育所需能量供应。包括营养师、心理学家和运动生理学家的多学科团队可能会具有更高的生活方式干预成功率，鼓励其他家庭成员参与饮食和生活方式的改变是有益的。

（2）运动：同成年人，减少久坐时间，看电视、玩手机和 / 或电脑时间每周不超过 2 小时。

2．药物治疗 目前尚无针对儿童青少年 NAFLD 确切有效的药物。医生可根据临床需要采用相关药物治疗代谢危险因素及合并症。

（1）维生素 E：对组织学明确为 NASH 的患儿推荐 3 ～ 6 个月天然维生素 E（400IU，每天 2 次）治疗，可改善肝组织学炎症。长期应用应注意其安全性。

（2）二甲双胍：10 岁以上 NAFLD 伴糖尿病前期表现者，经 3 个月生活方式干预仍不能改善；10 岁以上伴有 T2DM 或糖尿病前期且合并任一危险因素如高血压、高 TG、低 HDL-C、HbA_{1c} > 6% 或一级亲属患糖尿病的患儿，应立即给予二甲双胍治疗。剂量：500mg/ 次，2 ～ 3 次 /d，总量不超过 2 000mg/d。疗效：二甲双胍可增加胰岛素敏感性，对儿童 MetS 及 NAFLD 有一定疗效，但对 NAFLD 儿童 ALT 水平及肝脏组织学改善的疗效仍存在争议。

（3）护肝药：对儿童 NAFLD 伴肝功能异常或经组织学证实为 NASH 者，根据疾病活动度及分期合理选择护肝药物，如双环醇、甘草酸制剂、多烯磷脂酰胆碱、水飞蓟素（宾）、熊去氧胆酸等药物治疗，但这些药物大多缺乏设计严谨的临床试验加以证实。

（4）尽管 ω-3 脂肪酸（特别是 DHA，250 ～ 500mg/d）可能改善儿童青少年 NAFLD，但考虑到样本量小和试验设计的异质性，其证据等级仍不足以完全推荐。

（5）益生菌或肠道微生态制剂：若干复合型益生菌制剂均显示出一定的疗效，但是目前证据不足以进行推荐。

疗效评估：ALT 降低可作为疗效判断的辅助指标。96 周内 ALT 降低 10U/L，组织学改善的 *OR* 为 1.28，NASH 缓解的 *OR* 为 1.37。

3. 减重手术　不作为儿童青少年 NAFLD 的常规治疗方案，但对重度肥胖（BMI ≥ 35kg/m²）的 NAFLD 且合并 T2DM、严重睡眠呼吸暂停综合征及高血压，或 BMI ≥ 40kg/m² 且伴有较轻共病等 12 岁以上患儿可考虑减肥手术治疗。

七、儿童青少年脂肪肝的随访

每年至少随访一次，增加门诊次数有助于提高依从性。需要每年监测血压、空腹血糖和糖化血红蛋白，甚至口服葡萄糖耐量（OGTT）试验以便及时发现 T2DM。具有新的或持续存在风险因素的患儿，可在 2～3 年后重复肝脏活检评估疾病进展（特别是纤维化），尤其是在诊断时有 T2DM、NASH 或纤维化的患儿。

儿童青少年脂肪肝诊疗流程见图 5-1-1。

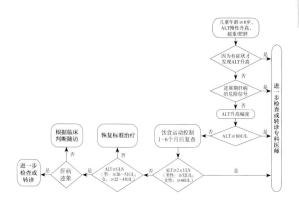

图5-1-1　儿童青少年脂肪肝诊疗流程（北美指南）

（柳雅立）

非肥胖/瘦人脂肪肝

非肥胖 NAFLD（non-obese NAFLD）指 NAFLD 诊断明确但 BMI < 28kg/m²（西方人）/ < 25kg/m²（亚洲人）；瘦人 NAFLD（lean NAFLD）指 NAFLD 诊断明确但 BMI < 25kg/m²（西方人）/ < 23kg/m²（亚洲人）。由于亚洲人群中心性肥胖比较显著，因而非肥胖 / 瘦人脂肪肝流行率较高。非肥胖 / 瘦人脂肪肝是否为 NAFLD 的一个亚型尚不明确。

一、流行率及转归

该疾病的流行率受被调查人群的来源（体检机构、医院体检等）、定义、诊断方法、年龄、地区、国家等因素的影响有很大差异。

非肥胖脂肪肝在 NAFLD 人群中流行率为 40.8%（36.6% ～ 45.1%），在全人群中为 12.1%（9.3% ～ 15.6%）。发病率为 24.6/1 000 人年。中国非肥胖脂肪肝占 NAFLD 人群的 44.3%（30.2% ～ 59.3%）。

瘦人脂肪肝在 NAFLD 人群中流行率为 19.2%（15.9% ～ 23.0%），在全人群中为 5.1%（3.7% ～ 7.0%），在瘦人中为 10.6%（7.8% ～ 14.1%）。

在病理确诊的非肥胖和瘦人脂肪肝中，39.0% 为 NASH，29.2% 为显著肝纤维化，3.2% 为肝硬化。

非肥胖 / 瘦人脂肪肝的转归存在争议，一般认为比肥胖 NAFLD 患者更差。非肥胖 / 瘦人脂肪肝全因死亡率为 12.1/1 000 人年，肝脏相关死亡率为 4.1/1 000 人年，心血管相关死亡率为 4.0/1 000 人年，新发高血压发病率为 56.1/1 000 人年，新发糖尿病发病率为 12.6/1 000 人年，新发心血管疾病发病率为 18.7/1 000 人年。

二、临床表现

非肥胖/瘦人脂肪肝的临床表现，如人体测量学指标、肝功能、代谢组分、肝纤维化程度等，均介于非肥胖健康人和肥胖脂肪肝患者之间。其发病的风险因素也与肥胖相关脂肪肝相同，但 *PNPLA3*、*APOC3* 等基因变异的携带率更高。

三、治疗

治疗原则与肥胖者 NAFLD 相同。生活方式干预是最有效的治疗手段，体重减轻与 NAFLD 的缓解呈剂量依赖关系，并且实现相同程度脂肪肝缓解所需的减重量较少。非肥胖/瘦人患者比肥胖患者更有可能保持体重减轻，并使转氨酶正常化。携带 *PNPLA3* 基因变异的非肥胖/瘦人脂肪肝减重的获益可能更佳。

（柳雅立）

第五章　特殊人群脂肪肝

第三节

慢性乙型肝炎合并脂肪肝

由于慢性 HBV 感染和 NAFLD 在我国高度流行，因此合并发病者众多。2008 年 Shi J P 等报道的肝组织病理诊断的慢性 HBV 感染合并 NAFLD 者占 16%，朱月永、宓余强等报告该比例为 30.9% 和 37.4%。目前研究表明，NAFLD 不仅可以与慢性乙型肝炎（chronic hepatitis B，CHB）协同促进肝病的进展，还可能影响 CHB 的抗病毒疗效，增加 CHB 患者的肝癌风险及全因死亡率。

一、无创诊断

由于 NAFLD 极少引起肝脏急性严重炎症反应，所以发生急性肝炎或者中度以上肝炎时其病因多为 HBV 感染，但如果发生轻 – 中度肝脏炎症或者慢性肝脏损伤时，其病因往往难以鉴别，需要进行病理学检查。在无法进行病理学检查时，可参考国内学者建立的模型，但是这些模型尚未得到验证。

二、CHB 合并 NAFLD 的管理

CHB 治疗可参照相关指南。合并 NAFLD 患者应改变不良生活方式，存在肥胖或隐性肥胖者应适当控制体重、降低体脂含量、纠正肌少症，必要时可接受降脂、改善胰岛素抵抗、降糖、保肝等药物治疗。

（蒯文涛　徐　亮）

脂肪肝相关疾病

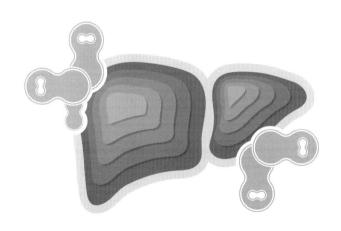

第一节

肥胖

一、肥胖和超重的定义和分型

由于肥胖的发生发展非常复杂，影响因素众多，因此肥胖的确切病因在临床上很难明确。肥胖可根据发生的原因分为原发性肥胖和继发性肥胖。目前临床上多根据肥胖发生的时间及部位进行分类，如单纯性肥胖和获得性肥胖，中枢性肥胖和外周性肥胖，均匀性肥胖和内脏性肥胖。近年来提出，根据肥胖伴发的疾病分为代谢正常性肥胖和代谢异常性肥胖，或根据 BMI 对肥胖进行分级。也可以根据肥胖伴发的代谢异常和并发症多少分为轻、中、重度肥胖。2017 年 1 月，美国临床内分泌医师协会和美国内分泌学会联合建议使用新的肥胖症诊断体系——基于肥胖的慢性病分型（adposity-based chronic disease ABCD 分型）。A 组编码代表肥胖的病因，B 组编码代表 BMI，C 组编码代表和肥胖相关的并发症，D 组编码代表并发症的严重程度。该体系有利于医护人员针对病因治疗，也可以更好地对肥胖相关并发症作出全面评估，从而使患者得到更好的治疗，另外该诊断体系可以改变人们关于"肥胖是因为吃太多导致的"刻板印象，鼓励肥胖症患者及时寻求医疗帮助。然而这一体系也并非完美无缺，例如 BMI 正常但代谢异常的患者无法被纳入该体系。

1. 原发性肥胖和继发性肥胖 原发性肥胖又称单纯肥胖症，指单纯由遗传及生活行为因素所造成的肥胖，可能与遗传、饮食和运动习惯等因素有关。继发性肥胖约占肥胖的 1%，指由于其他明确诊断的疾病如下丘脑或垂体炎症 / 肿瘤 / 创伤、库欣综合征、甲状腺功能减退症、性腺功能减退症、多囊卵巢综合征等所导致的肥胖。医源性肥胖指在治疗疾病过程中因为其他药物和治疗手段导致的肥胖。无论哪种原因导致的肥胖，都会增加 NAFLD 风险。

2. **体质指数** 体质指数（body mass index，BMI）是评估体质量与身高比例的参考指数，计算方法为 BMI= 体重（kg）/ 身高（m）^{2}。这一指标在判断体重过重时，不能区别是脂肪贮积所致，还是肌肉发达所致，因此应结合体脂含量的测定来综合判断。我国定义：BMI ≥ 28kg/m^2 为肥胖，BMI ≥ 24kg/m^2 为超重，< 18.5kg/m^2 为消瘦。脂肪肝领域，BMI ≥ 25kg/m^2 为肥胖，BMI ≥ 23kg/m^2 为超重。儿童青少年肥胖定义详见第五章第一节相关内容。

3. **腹型肥胖** 成年男性腰围 ≥ 90cm，女性 ≥ 85cm；或腰臀比 ≥ 1；或内脏脂肪面积（visceral fat area，VFA）≥ 80cm^2。

4. **美国内分泌学会按照体脂率定义肥胖** 男性 ≥ 25%、女性 ≥ 30% 为肥胖。通常认为男性和女性体脂百分比分别在 10% ～ 22%、20% ～ 32% 范围内对健康是有益的。正常体脂率受性别和年龄影响，具体见表 6-1-1。

表6-1-1　体脂率正常值

年龄	男性	女性
20～39岁	19%	32%
40～59岁	21%	33%
60～79岁	24%	35%

5. **身体形态指数** 身体形态指数（a body shape index，ABSI）＝ 腰围 /（BMI× 身高）。ABSI 作为2012 年提出的人体学参数，联合 BMI 更好地预测包

括心血管事件在内的肥胖风险，且 ABSI 与内脏脂肪面积显著正相关。

6. 按照 BMI 和是否合并代谢综合征组分异常，肥胖患者被分为：代谢正常体重正常（metabolically healthy normal-weight，MHNW）、代谢肥胖体重正常（metabolically obese normal weight，MONW）、代谢正常肥胖（metabolically healthy obese，MHO）和代谢异常肥胖（IR obese，at risk obese）。其意义在于：代谢异常的预后意义超过 BMI。但即使代谢正常，肥胖 / 超重患者预后也不如体重正常人群。目前该分类的意义也有争议。

7. 肥胖相关并发症或伴发症 肥胖相关并发症或伴发症共 16 种，包括代谢综合征、T2DM 前期、T2DM、脂代谢异常、高血压、NAFLD（或 MAFLD）、多囊卵巢综合征、女性不孕症、男性性腺功能减退症、阻塞性睡眠呼吸暂停综合征、哮喘 / 反应性呼吸道疾病、骨关节炎、张力性尿失禁、胃食管反流综合征以及抑郁症等。此外，肥胖与痛风、心脑血管疾病、肿瘤等的关系也极为密切。

二、危害

肥胖 / 超重与糖尿病、肌肉骨骼系统、NAFLD、心理问题、功能受限和运动受限高度相关；肥胖增加了主要肿瘤的发病率。肥胖使全因死亡和心血管病死亡的平均风险增加一倍（表 6-1-2 和表 6-1-3）。

表6-1-2　146万成年白人体重指数与死亡的关系

	BMI/（kg·m⁻²）（以女性为例）						
	15.0～18.4	18.5～19.9	20.0～24.9	25.0～29.9	30.0～34.9	35.0～40.0	>40.0
HR	1.47	1.14	1.00	1.13	1.44	1.88	2.51

表6-1-3　　BMI和腰围与健康风险的关系

分类	BMI/ （kg·m⁻²）	腰围/cm		
		男性＜85 女性＜80	男性85～95 女性80～90	男性 ≥95 女性 ≥90
体重过低	＜18.5	无影响	无影响	无影响
体重正常	18.5～23.9	无影响	增加	高
超重	24.0～27.9	增加	高	极高
肥胖	≥28	高	极高	极高

三、肥胖的营养因素及健康膳食原则

中国目前肥胖及代谢性疾病增加的主要营养因素在于饮食不均衡。主要危险因素有：①高盐；②水果类摄入不足；③纤维素摄入少；④水产或海产类食品摄入少；⑤饮酒；⑥高脂或油炸食品；⑦外卖或深加工类食品摄入过多。

健康膳食原则包括：①多食：全谷物、蔬菜、水果、大豆及其制品、奶类及其制品、鱼肉、坚果、饮水（饮茶、咖啡）；②少食：咸、腌、烟熏食品；高盐食品；高糖及加糖食品；高脂及油炸食品；畜肉；饮酒、含糖饮料；减少在外就餐及外卖点餐。

美国最新发布的《2020—2025年美国膳食指南》提出了膳食模式（指一个人长期以来构成完整饮食摄入量的食物和饮料的组合结构）和膳食营养密度的概念（食品中以单位热量为基础所含重要营养素、维生素、矿物质和蛋白质），也是均衡饮食的概念。常见高营养密度食物有：蔬菜、水果、全谷物、海产品、鸡蛋、豆类、坚果、无脂和低脂乳制品、瘦肉，应避免过度加工并添加糖、饱和脂肪酸和盐。

四、减肥药物

美国 FDA 批准了 5 种减肥药物：奥利司他、利拉鲁肽和司美格鲁肽，已经在中国上市。芬特明托吡酯缓释剂和纳曲酮 – 安非他酮尚未上市。

1. 奥利司他

（1）机制：肠道脂肪酶抑制剂，减少脂肪吸收。

（2）用法用量：120mg，每日 3 次，随餐服用。

（3）适应证：BMI $> 24kg/m^2$。

（4）不良反应：大便油性斑点、胃肠排气增多、大便紧急感，脂肪（油）性大便，脂肪泻，大便次数增多和便失禁。随着膳食中脂肪成分增加，不良反应发生率也相应增加。大部分患者在用药一段时间后不良反应可改善。该药物影响脂溶性维生素（维生素 A、维生素 D、维生素 E）的吸收，需补充复合维生素。

（5）疗效：一项 2017 年的 meta 分析纳入了 33 项临床研究，针对所有人群，样本量为 9 732 例，干预疗程跨度从 2 个月到 3 年。分析结果提示，奥利司他可显著减轻体重（加权均数差值，–2.12kg，下同），降低血清总胆固醇（–0.30mmol/L）、LDL（–0.27mmol/L）、HDL（–0.034mmol/L）及 TG（–0.09mmol/L）水平。

2. 人胰高糖素样肽 –1（glucagon–like peptide–1，GLP–1）受体激动剂

（1）利拉鲁肽

1）适应证：作为低热量饮食和增加运动之外的辅助疗法。

成人：BMI $\geqslant 30kg/m^2$；或 BMI $\geqslant 27m^2$，合并糖尿病、高血压、高血糖等病症。若患者 4 周后与原体重相比减重未达 4%，则需要停药。

12 ～ 17 岁青少年：体重在 60kg 以上，BMI ≥ 30kg/m²。

中国：利拉鲁肽未获批用于减肥。但 2020 年 7 月 10 日广东省药学会发布的最新版《超药品说明书用药目录（2020 年版）》中，利拉鲁肽用于肥胖 / 超重治疗的适应证为：BMI > 25kg/m² 合并至少一项肥胖并发症的患者；或 BMI > 30kg/m² 的单纯性肥胖患者。

2）方案：利拉鲁肽 3.0mg（最大剂量），每日一次，皮下注射。

3）疗效

成人：2015 年发表在 *JAMA* 上的一项 RCT 研究，比较了 3mg/d、1.8mg/d 利拉鲁肽和空白对照组每天一次皮下注射 56 周的糖尿病患者体重降低情况，受试患者基线体重为 105kg 左右，三组体重分别降低 6.0%（6.4kg）、4.7%（5.0kg）和 2.0%（2.2kg）。利拉鲁肽带来的体重减轻主要发生在 16 周内。

青少年：Ⅲ期临床试验数据表明，经过 56 周观察，利拉鲁肽治疗组和安慰剂组 BMI 分别为降低 4.29% 和增加 0.35%，BMI 降低 ≥ 5% 的比例分别为 43.3% 和 18.7%，BMI 降低 ≥ 10% 的比例分别为 26.1% 和 8.1%。

（2）司美格鲁肽

2021 年 6 月在美国获批减肥适应证，作为低热量饮食和增加运动之外的辅助疗法，用于治疗肥胖（BMI ≥ 30kg/m²）或超重（BMI ≥ 27kg/m²）并伴有至少一种肥胖相关合并症的成人患者。

司美格鲁肽从 0.25mg/ 周开始，每 4 周增加一次剂量逐步增加至目标剂量，之后 2.4mg 维持 1 年（STEP 3 研究）。第 68 周，司美格鲁肽组和安慰剂组平均体重下降分别下降 16.0% 和 5.7%；体重减

轻 ≥10% 的患者比例分别为 75.3% 和 27%。体重减轻 ≥15% 的患者比例分别为 55.8% 和 13.2%。司美格鲁肽组在肥胖合并症方面比安慰剂组也有更大的改善，包括腰围、HbA_{1c}、收缩压、舒张压、血脂和 C-反应蛋白。司美格鲁肽组糖尿病前期患者的比例从 48% 下降到 7%，即约 85% 的糖尿病前期患者实现缓解，安慰剂组从 53% 下降到 26%。司美格鲁肽疗效优于其他获得 FDA 批准的减肥药物：与对照组相比，司美格鲁肽多减轻 12.7kg，纳曲酮 – 安非他酮多减轻 5kg，利拉鲁肽 3.0mg 多减轻 5.3kg，芬特明托吡酯多减轻 8.8kg。总体来看，司美格鲁肽 2.4mg 的安全性结果与 1mg 司美格鲁肽、3mg 利拉格鲁肽的安全性结果相当。司美格鲁肽最常见的不良反应为胃肠道症状，包括恶心、呕吐、腹泻和便秘，82.8% 的受试者报告这些症状，大多数较轻微。

（张　晶）

第二节

代谢综合征

一、概念

代谢综合征（metabolic syndrome，MetS）指人体的蛋白质、脂肪、碳水化合物等物质发生代谢紊乱的病理状态，是一组复杂的代谢紊乱综合征，是导致 T2DM 和心脑血管疾病的危险因素。研究显示，我国 MetS 患病率高达 24.5%，已成为严重的公共卫生问题。临床上 MetS 常与 NAFLD 合并出现，由于两者的发病机制均与 IR、糖脂代谢紊乱等密切相关，所以有学者甚至将 NAFLD 作为 MetS 的组分之一，认为 NAFLD 是 MetS 在肝脏的局部表现。

IR、腹型肥胖、慢性亚临床炎症以及遗传易感性是 MetS 主要的发病机制。

二、临床特征

MetS 的临床特征见表 6-2-1。

表6-2-1　MetS的临床特征

与心血管疾病有关的组分	可伴MetS的疾病
肥胖，尤其是内脏型肥胖	NAFLD，部分可发展至NASH及纤维化、硬化
IR，可伴代偿性高胰岛素血症	多囊卵巢综合征
高血糖，包括糖尿病及糖调节受损	痛风
血脂紊乱（高TG血症、低HDL-C血症）	遗传性或获得性脂肪萎缩症
高血压	
高尿酸血症	
血管内皮功能缺陷、低度炎症状态及凝溶异常（微量白蛋白尿、CRP及PAI-I增高等）	

1. **高甘油三酯**（high triglyceride，HTG）**血症** 空腹血清 TG ≥ 1.7mmol/L 或正在服用降血脂药物。

2. **高血糖** 空腹血糖（fasting plasma glucose，FPG）≥ 5.6mmol/L，或餐后 2 小时血糖 ≥ 7.8mmol/L，或有 T2DM 史。

3. **低高密度脂蛋白胆固醇**（low high-density lipoprotein cholesterol，low HDL-C）**血症** 空腹血清 HDL-C < 1.0mmol/L（男性），< 1.3mmol/L（女性）。

4. **内脏型肥胖** 即中心型肥胖（向心性肥胖）。2020 年亚太非酒精性脂肪性肝病防治指南标准为男性腰围 > 90cm，女性腰围 > 80cm。腰臀比（waist-

to-hip ratio，WHR）也是判断中心型肥胖的重要指标之一，成年男性正常腰臀比＜0.85；成年女性＜0.75（WHO 正常腰臀比为男性＜0.9；女性＜0.85）。

5. 高血压 收缩压（systolic blood pressue，SBP）≥130mmHg 或舒张压（diastolic blood pressue，DBP）≥85mmHg 或已确认为高血压并治疗者。

三、诊断标准

目前尚无一致认同的 MetS 诊断标准，各种定义有所不同，但其组分都包括腹型肥胖、糖代谢异常、致动脉粥样硬化性血脂异常以及高血压，并强调了发生心血管疾病的危险性。中华医学会糖尿病学会（CDS）建议 MetS 的诊断标准见表 6-2-2，2018 年非酒精性脂肪性肝病防治指南推荐 MetS 诊断标准见表 6-2-3。

表6-2-2 中华医学会糖尿病学会建议MetS的诊断标准

具备以下4项组成成分中的3项或全部者	
超重和/或肥胖	BMI ≥ 25kg/m²
高血糖	FPG ≥ 6.1mmol/L和/或2小时PG ≥ 7.8mmol/L
	和/或已确认为糖尿病并治疗者
高血压	SBP/DBP ≥ 140/90mmHg
	和/或已确认为高血压并治疗者
血脂紊乱	空腹血TG ≥ 1.7mmol/L
	和/或空腹血HDL-C＜0.9mmol/L（男性），＜1.0mmol/L（女性）

注：BMI：体质指数；FPG：空腹血糖；2小时PG：餐后2小时血糖；SBP：收缩压；DBP：舒张压；TG：甘油三酯；HDL-C：高密度脂蛋白胆固醇。

表6-2-3 2018年非酒精性脂肪性肝病防治指南
推荐的MetS诊断标准

指心血管危险因素的聚集体，表现为存在3项及以上代谢性危险因素（腹型肥胖、高血压、高甘油三酯血症、低高密度脂蛋白胆固醇血症、高血糖）
腹型肥胖：腰围＞90cm（男性），＞85cm（女性）
高血糖：FPG ≥ 5.6mmol/L和/或2小时PG ≥ 7.8mmol/L或有T2DM
高血压：动脉血压 ≥ 130/85mmHg，或正在应用降压药物
高TG血症：空腹血TG ≥ 1.7mmol/L或正在服用降脂药物
低HDL-C血症：空腹血HDL-C＜1.0mmol/L（男性）或＜1.3mmol/L（女）

四、MetS 与 NAFLD 的关系

MetS 与各种类型的 NAFLD 都存在内在联系。并存 MetS 的 NAFLD 患者不但肝损伤重、肝硬化和肝癌发病率高，而且 T2DM、动脉硬化性心、脑、肾疾病高发，结果导致肝病和心血管疾病相关病死率都显著增加。

五、治疗原则

MetS 的组分，如高血压、高脂血症和 T2DM 的诊断治疗方案详见相应章节内容。

反映促炎状态的循环细胞因子（如 TNF-α、IL-6）以及急性时相反应蛋白（CRP、纤维蛋白原）的升高提示 MetS 是一种慢性低水平的炎症状态。CRP ＞ 3mg/L 时提示体内促炎症状态的存在，需要生活方式干预。目前尚无特异性药物治疗，但多种药物（如他汀类、烟酸类、贝特类、血管紧张素转换酶抑制剂及噻唑烷二酮类）均可降低 CRP，提示其心血管的保护作用可能与抗炎症反应有关。

（郭　卉）

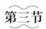

第三节
冠心病

动脉粥样硬化性心血管疾病（atherosclerotic cardiovascular disease，ASCVD）包含三部分疾病：一是缺血性脑卒中；二是冠心病、心肌梗死；三是外周动脉粥样硬化性血管病（如上、下肢动脉出现了硬化）。其中冠心病是 NAFLD 患者主要死亡原因。NAFLD 合并冠心病患者建议采用 MDT 模式在心内科就诊。对于肝病内科医生来说，重点在于管理冠心病的风险因素，并掌握基本的药物治疗原则。这些患者的运动指导，建议由有经验的运动处方师指导。

一、冠心病的风险分层

目前，代谢相关疾病的主要治疗目标是预防 ASCVD。建议有代谢异常的 NAFLD 患者均要进行 ASCVD 风险评估，从而确定整体治疗方案（图 6-3-1）。

二、冠心病的药物干预原则

大量循证医学证据显示，阿司匹林、氯吡格雷、他汀类药物、β受体阻滞剂、血管紧张素转换酶抑制剂（angiotensin converting enzyme inhibitor，ACEI）和血管紧张素 Ⅱ 受体拮抗剂（angiotensin receptor antagonist，ARB）等药物可减少冠心病患者心血管事件的发生，上述药物的合理应用也属于冠心病二级预防的重要内容（表 6-3-1）。例如在 T2DM 患者中，针对多重危险因素的强化治疗（调脂、降压、降糖及抗血小板）可使心血管及微血管事件发生风险下降约 50%。平均随访 13.3 年，其主要终点事件（全因死亡率）的绝对风险下降 20%，心血管疾病死亡的绝对风险下降 13.0%。

符合下列任意条件者，可直接列为高危或极高危人群

极高危：ASCVD 患者

高危：（1）LDL-C≥4.9mmol/L

（2）糖尿病患者 [LDL-C 为 1.8～4.9mmol/L，

（或 TC 为 3.1～7.2mmol/L）且年龄≥40 岁]

不符合者，评估 ASCVD 10 年发病风险

危险因素*/ 个		血清胆固醇水平分层（mmol/L）		
		3.1≤TC<4.1 或 1.8≤LDL-C <2.6	4.1≤TC<5.2 或 2.6≤LDL-C <3.4	5.2≤TC<7.2 或 3.4≤LDL-C <4.9
无高血压	0～1	低危（<5%）	低危（<5%）	低危（<5%）
	2	低危（<5%）	低危（<5%）	中危（5%～9%）
	3	低危（<5%）	中危（5%～9%）	中危（5%～9%）
有高血压	0	低危（<5%）	低危（<5%）	低危（<5%）
	1	低危（<5%）	中危（5%～9%）	中危（5%～9%）
	2	中危（5%～9%）	高危（≥10%）	高危（≥10%）
	3	高危（≥10%）	高危（≥10%）	高危（≥10%）

ASCVD 10 年发病风险为中危且年龄<55 岁者，评估余生危险

具有以下任意 2 项及以上危险因素者，定义为 ASCVD 高危人群

• 收缩压≥160mmHg 或舒张压≥160mmHg

• 非 HDL-C≥5.2mmol/L

• HDL-C<1.0mmol/L

• BMI≥28kg/m²

• 吸烟

图6-3-1 ASCVD风险分层

注：*包括吸烟、低HDL-C及男性≥45岁或女性≥55岁。慢性肾病患者的危险评估及治疗请参照特殊人群血脂异常的治疗相关内容。

表6-3-1　冠心病治疗药物的常见不良反应、禁忌证和处理方案

药物名称	不良反应	禁忌证	处理方案
β受体阻滞剂	乏力，心动过缓，诱发哮喘和心力衰竭，掩盖低血糖反应等	心率<50次/min；二度以上房室传导阻滞；收缩压<90mmHg；哮喘急性发作期；中度或重度左心衰竭	选择高选择性β₁受体阻滞剂；从低剂量开始逐渐增加剂量；加强利尿，避免液体潴留；糖尿病患者定期监测血糖
ACEI类	低血压，咳嗽，血清肌酐升高，高血钾等	收缩压<90mmHg；血清肌酐>265μmol/L（3.0mg/dl）；双侧肾动脉狭窄	血压偏低时从低剂量开始，监测血压、血清肌酐和血钾，有严重咳嗽症状则换用ARB类
阿司匹林	出血，尤其胃肠道出血等	脑出血后3个月内；胃肠道大出血后30天内	血压≥160/100mmHg时避免使用；评估患者的出血风险、胃肠症状和病史。老年人（>75岁）、有胃病史或胃肠道症状或幽门螺杆菌检测阳性者加用抑酸药物；如同时使用华法林，需监测抗凝强度，降低出血风险
硝酸酯类	心率增快、头痛、低血压等	收缩压≤90mmHg	从低剂量开始逐渐增加

　　国内外指南一致建议将冠心病治疗药物分为改善预后和改善心绞痛两类。改善预后的药物包括阿司匹林（如不能耐受选择氯吡格雷）、他汀类药物、ACEI类（如不能耐受，可选择 ARB 类替代）、β受体阻滞剂；改善心绞痛的药物包括β受体阻滞剂、钙通道阻滞剂（calcium channel blockers，CCB）、硝酸酯类、伊伐布雷定和改善心肌代谢药物曲美他嗪。

指南推荐的β受体阻滞剂为美托洛尔、比索洛尔和卡维地洛。强调使用β受体阻滞剂要个体化调整剂量，将患者清醒时静息心率控制在 55～60 次/min。若无禁忌证，应长期使用他汀类药物。

三、稳定型冠心病危险因素的控制目标

稳定型冠心病危险因素的控制目标见表 6-3-2。

表6-3-2　稳定型冠心病危险因素的控制目标

危险因素	控制目标及相关药物
血脂异常	超高危ASCVD患者的LDL-C降低至1.4mmol/L以下且较基线降幅超过50%（基线是指未接受降脂药物治疗时的LDL-C水平） 2年内发生≥2次主要心血管不良事件的患者，可考虑LDL-C降至1.0mmol/L以下且较基线降幅超过50%；极高危ASCVD患者的非HDL-C<2.2mmol/L 他汀类药物是降低胆固醇的首选药物，应用中等强度他汀类药物LDL-C未达标时，可加用依折麦布5～10mg/d，口服
高血压	理想血压：120/80mmHg 血压控制目标值：<140/90mmHg，如耐受，可进一步将血压控制到<130/80mmHg，体弱老年人放宽到150/90mmHg 所有患者接受健康生活方式指导，注意发现并纠正睡眠呼吸暂停综合征；冠心病或心力衰竭合并高血压患者首选β受体阻滞剂、ACEI类或ARB类，必要时加用其他种类降压药物
糖尿病	控制目标：糖化血红蛋白≤7.0%
心率控制	冠心病患者静息心率应控制在55～60次/min，控制心率的药物首选β受体阻滞剂美托洛尔、比索洛尔、卡维地洛。伊伐布雷定适用于应用β受体阻滞剂后窦性心律>70次/min的慢性稳定型心绞痛患者
体重和腰围	BMI维持在18.5～23.9kg/m²；腰围控制在男性≤90cm、女性≤85cm

注：ACS为冠状动脉综合征；主要心血管不良事件包括：复发心绞痛、急性心肌梗死、严重心律失常、心力衰竭、冠心病死亡。

（于　汶）

第四节

2型糖尿病

2型糖尿病（T2DM）是与NAFLD发生发展关系最密切的代谢异常，在诊疗NAFLD患者时应高度重视T2DM的筛查与诊治。空腹血糖＞6.1mmol/L或随机血糖＞7.8mmol/L，则应该进行口服葡萄糖耐量试验（oral glucose tolerance test，OGTT）筛查T2DM。

一、定义

T2DM相关定义见表6-4-1。

表6-4-1　糖代谢状态分类（WHO，1999年）

糖代谢状态	静脉血浆葡萄糖/（mmol·L⁻¹）	
	空腹血糖	糖负荷后2小时血糖
正常血糖	＜6.1	＜7.8
空腹血糖受损	≥6.1，＜7.0	＜7.8
糖耐量减低	＜7.0	≥7.8，＜11.1
糖尿病	≥7.0	≥11.1

空腹血糖受损和糖耐量降低统称为糖调节受损，也称为糖尿病前期。空腹血糖正常参考范围下限为3.9mmol/L。

二、T2DM与脂肪肝的关系

T2DM与NAFLD密切相关，互相促进，两者患病率呈同步上升趋势。T2DM与NAFLD不仅具有共同的危险因素，而且互为常见的合并症或靶器官损伤，当两者同时出现时会明显增加患者预后不良的风险。

NAFLD 患者使 T2DM 的发病风险增加 2 倍。不合并 T2DM 的 NAFLD 患者中 10%～20% 可进展为 NASH，而在合并 T2DM 的患者中，进展为 NASH 和发生 HCC 的风险增加 2～3 倍。

T2DM 患者中 NAFLD 的患病率是普通人群的 2 倍，为 49%～62%，在肥胖的 T2DM 患者中可高达70%。T2DM 患者中 NASH 的患病率为 37.3%。在接受肝活检的 NAFLD 合并 T2DM 患者中，17% 有进展期纤维化。合并 NAFLD 不仅使 T2DM 患者的血糖相对更难控制，而且显著加剧 T2DM 患者的脂代谢紊乱。与不合并 NAFLD 的 T2DM 患者相比，合并 NAFLD 的 T2DM 患者发生心血管疾病、心血管病死亡、慢性肾脏疾病和增殖性视网膜病变的风险分别是前者的 1.96、3.46、1.87 和 1.75 倍。

三、T2DM 合并 NAFLD 的筛查

由于筛查 NAFLD 的卫生经济学效应尚不明确，且 NAFLD 的诊断方式各有利弊，均不排除漏诊及误诊可能，因此 AASLD 不推荐在所有 T2DM 患者中常规筛查 NAFLD。但欧洲、亚太地区及我国最新的相关指南均建议在 T2DM 患者中开展 NAFLD 的常规筛查，以尽早诊断、干预、改善预后。筛查方法同无 T2DM 患者。

四、T2DM 的诊断

T2DM 诊断标准见表 6-4-2。

表6-4-2　T2DM诊断标准

诊断标准	静脉血浆葡萄糖或HbA$_{1c}$水平
典型糖尿病症状	
加上随机血糖	≥11.1mmol/L
或加上空腹血糖	≥7.0mmol/L
或加上OGTT 2h血糖	≥11.1mmol/L
或加上HbA$_{1c}$	≥6.5%
无糖尿病典型症状者，需改日复查确认	

注：随机血糖指不考虑上次用餐时间，一天中任一时间的血糖，不能用来诊断空腹血糖受损或糖耐量减低；空腹指无热量摄入至少8小时；诊断标准应在非应激状态（感染、创伤、手术等）下进行。典型糖尿病症状：烦渴多饮、多尿、多食、不明原因体重下降。

五、T2DM合并NAFLD的治疗目标

T2DM合并NAFLD的治疗目标是在控制T2DM和NAFLD疾病进展的基础上，同时控制ASCVD的其他风险因素，如肥胖、高血压、血脂紊乱、高尿酸血症等，预防病变及保护靶器官。已发生ASCVD或NASH者应分别给予相应治疗，以改善患者整体病情及长期预后。

六、T2DM血糖控制目标

T2DM血糖控制目标见表6-4-3，综合控制目标见表6-4-4。

表6-4-3　T2DM血糖控制目标

人群	空腹血糖	HbA$_{1c}$
大部分非妊娠成年T2DM患者	4.4～7.0mmol/L	<7%
病程较短、预期寿命较长、无严重并发症或低血糖风险低者	4.4～6.1mmol/L	<6.5%

人群	空腹血糖	HbA$_{1c}$
有严重低血糖史、预期寿命较短、合并严重疾病患者	≤ 8.0mmol/L	<8.0%

葡萄糖目标范围内时间（time in range，TIR）：>70%；但应高度个体化，同时关注低血糖以及血糖波动。TIR狭义上指24h内葡萄糖在目标范围内[通常为3.9～10.0mmol/L（一般控制目标），或3.9～7.8mmol/L（严格控制目标）]的时间（通常用min表示）或其所占的百分比

注：TIR需要采用连续血糖监测设备进行监测。

表6-4-4　T2DM综合控制目标

测量指标	目标值
毛细血管血糖/（mmol·L^{-1}）	
空腹	4.4～7.0
非空腹	<10.0
血压/mmHg	<130/80
总胆固醇/（mmol·L^{-1}）	<4.5
高密度脂蛋白胆固醇/（mmol·L^{-1}）	
男性	>1.0
女性	>1.3
甘油三酯/（mmol·L^{-1}）	<1.7
低密度脂蛋白胆固醇/（mmol·L^{-1}）	
未合并ASCVD	<2.6
合并ASCVD	<1.8
BMI/（kg·m^{-2}）	<24.0

七、降糖药物

《中国成人2型糖尿病合并非酒精性脂肪性肝病管理专家共识》指出，T2DM 合并 NAFLD 的治疗可依据患者自身的具体情况，考虑优先选择吡格列酮或 GLP-1 受体激动剂，酌情选择钠－葡萄糖协同转运蛋白 2（sodium-glucose co-transporters-2，SGLT-2）抑制剂、二甲双胍，其他降糖药物不作优选。

应用药物之前请详细阅读说明书，本节仅供参考。

1. 口服药物治疗

（1）二甲双胍：通过减少肝葡萄糖的输出和改善外周 IR 而降低血糖。二甲双胍作为 T2DM 患者控制高血糖的一线用药和联合用药中的基础用药，建议在治疗方案中长期应用。二甲双胍可以使 HbA$_{1c}$ 下降 1%～2%，并可使体重下降，还可以改善 MetS 组分，降低心血管事件和心肌梗死风险以及全因死亡风险。与肝癌、肺癌、前列腺癌、直肠癌等癌症风险降低相关。

用法用量：剂量调整原则为"小剂量起始，逐渐加量"。开始时服用 500mg/d 或＜1 000mg/d，1～2 周后加量至最大有效剂量 2 000mg/d 或最大耐受剂量。二甲双胍可在进餐时或餐后立即服用。缓释剂型 1 次/d，晚餐时或餐后立即服用。考虑药物的疗效及患者依从性，可采用简化的剂量方案，建议起始 500mg、2 次/d，如无明显胃肠道不良反应，随后可逐步增加至 1 000mg、2 次/d。

eGFR 为 45～59ml/（min·1.73m^2）者，应减少剂量；eGFR＜45ml/（min·1.73m^2）者禁用。肾功能正常的患者，造影前不必停用，但使用对比剂后应在医生的指导下停用 48～72h，复查肾功能正常后可继续用药；肾功能异常的患者，使用对比剂及全身麻醉术前 48h 应暂时停用，之后还需停药 48～72h，复查肾功能正常后可继续用药。

注意事项：①是否肥胖都可使用。②可用于 10 岁及以上患者，年龄并非二甲双胍治疗的禁忌，但老年人需要定期监测肾功能。③对于空腹血糖受损、年龄＜60 岁的肥胖人群，可给予二甲双胍干预。④糖尿病前期人群如果改善生活方式不能有效控制血糖，给予二甲双胍可有效预防糖尿病。⑤禁用于酗酒者、维生素 B_{12} 及叶酸缺乏未纠正者；二甲双胍治疗引起巨幼红细胞性贫血罕见，如发生应排除维生素 B_{12} 缺乏。建议长期使用二甲双胍治疗的患者应适当补充维生素 B_{12}。但不建议服用二甲双胍的患者常规监测维生素 B_{12} 的水平。⑥单独使用二甲双胍不导致低血糖，但二甲双胍与胰岛素或促胰岛素分泌剂联合使用时可增加发生低血糖的风险。二甲双胍的主要副作用为胃肠道反应，从小剂量开始并逐渐加量是减少其不良反应的有效方法。双胍类药物罕见的严重副作用是诱发乳酸性酸中毒。

肝病患者：①肝功能受损者使用二甲双胍时应谨慎，因为肝功能受损会明显限制对乳酸盐的清除能力。除非存在明显的肝损害（如血清转氨酶大于 3 倍正常值上限）、肝功能不全或失代偿期肝硬化等情况，NAFLD 患者可安全使用二甲双胍。②二甲双胍可降低 50% 肝癌发生率。③二甲双胍对 NAFLD 患者的肝脏血清学酶谱及代谢异常均有显著改善，但组织学改变不明显。

（2）磺脲类药物：磺脲类药物为促胰岛素分泌剂，可以使 HbA_{1c} 降低 1% ～ 2%。

1）格列吡嗪：①用法用量：口服剂量因人而异，每日 2.5 ～ 20mg（0.5 ～ 4 片）。早餐前 30min 服用。日剂量超过 15mg（3 片），宜在早、中、晚分三次餐前服用。②肝病患者：出现肝脏毒性，立即停药，可迅速恢复；可同时给予保肝治疗。

2）格列齐特：适用于糖尿病伴肥胖者或伴有血管病变者。用法用量：①初始剂量：推荐的初始剂量是每天 1 片（65 岁以上起始剂量每天半片）。②增加剂量：一般根据患者血糖代谢情况，每次增加一片，每次增加剂量之间应间隔至少 14 天。③维持治疗：剂量每天 1～3 片，特殊病例用到每天 4 片。标准剂量是每天 2 片，分两次服用。

注意事项：磺脲类药物使用不当可以导致低血糖；还可以导致体重增加。合并血管疾病的患者不推荐应用格列本脲。有肾功能轻度不全的患者，宜选择格列喹酮。严重肝、肾功能不全者禁用。

（3）格列奈类药物：为非磺脲类的胰岛素促泌剂，主要通过刺激胰岛素的早期分泌而降低餐后血糖，吸收快、起效快、作用时间短，可降低 HbA_{1c} 0.3%～1.5%。

瑞格列奈：①用法用量：餐前 15min 内服用，剂量应依个人血糖情况而定，推荐起始剂量为 0.5mg，最大的推荐单次剂量为 4mg。但最大日剂量不应超过 16mg。②注意事项：副作用是低血糖和体重增加，但低血糖的风险和程度较磺脲类药物轻，对缺血预适应影响较小（相对于磺脲类药物的需停用而言，该药物宜谨慎使用）。尽管瑞格列奈主要由胆汁排泄，但肾功能不全患者仍应慎用。严重肝肾功能不全及 12 岁以下儿童禁用。

（4）噻唑烷二酮类药物（thiazolidinediones，TZDs）：吡格列酮可减少 T2DM 伴 CVD 患者的大血管事件，还可减少脑卒中伴 IR 的非糖尿病患者脑卒中再发和心肌梗死的发生。可使 HbA_{1c} 下降 1.0%～1.5%，改善 IR 和脂代谢，减少冠脉支架的再狭窄风险，降低高危心血管风险患者的全因死亡率和非致命性心肌梗死发生率及脑卒中风险，改善糖尿病大血管并发症患者的预后。

吡格列酮：①用法用量：单药治疗，起始剂量为每天 15～30mg，饭前或饭后服用，如漏服，无须增量，仅须服用当日用量。视患者的血糖情况，可调整剂量，但每天最大推荐剂量为 45mg。②注意事项：体重增加（脂肪从内脏转移到外周）和水肿是常见副作用，与胰岛素联合使用时更加明显。增加骨折和心力衰竭风险（主要见于罗格列酮）。有心力衰竭（心功能分级Ⅲ级以上）、活动性肝病或转氨酶升高超过2.5 倍正常上限值以及严重骨质疏松和骨折病史的患者应禁用。

（5）α- 糖苷酶抑制剂：通过抑制碳水化合物在小肠上部的吸收而降低餐后血糖。适用于以碳水化合物为主要食物成分和餐后血糖升高的患者。可使 HbA_{1c} 下降 0.5% ～ 0.8%，降低糖耐量减低进展至 T2DM 的概率，预防心血管疾病，延缓颈动脉内膜中层增厚的进展，有使体重下降的趋势，可与磺脲类、双胍类、TZDs 或胰岛素合用。因为其有不影响体重及不引起低血糖的特点，故该类药物可单独应用于心血管疾病合并糖耐量减低或冠心病合并以轻度餐后血糖升高为主的 T2DM 患者。

阿卡波糖：①用法用量：起始 25mg，每日2 ～ 3 次，6 ～ 8 周后加量至 50mg，每日 3 次。每日剂量不宜超过 300mg。用餐前即刻吞服或与第一口食物一起咀嚼服用。②注意事项：肌酐清除率低于25ml/min 者禁用。定期检查肝功能，并避免大剂量用药。严重肝功能不全者禁用。

（6）二肽基肽酶 -4（dipeptidyl peptidase-4，DPP-4）抑制剂：DPP-4 抑制剂（DPP-4 inhibitor，DPP-4i）通过抑制 DPP-4 而减少 GLP-1 在体内的失活，增加 GLP-1 在体内的水平。GLP-1 以葡萄糖浓度依赖的方式增强胰岛素分泌，抑制胰高血糖素分泌。单独使用 DPP-4i 不增加低血糖发生的风险，也不增加体重。在控制血糖同时可减少心血管事件的发生。该类药物单用可降低 HbA_{1c} 0.4% ～ 0.9%。DPP-4i 具有心血管安全性，可用于合并心血管疾病的患者。

西格列汀：①用法用量：本品单药或与二甲双胍联合治疗的推荐剂量为 100mg，每日 1 次。本品可与或不与食物同服。②注意事项：肾功能不全患者需要调整剂量。轻度或中度肝功能不全的患者，不需要对本品进行剂量调整。目前尚没有严重肝功能不全患者（Child-Pugh 评分 > 9 分）的临床用药经验。③不良反应：DPP-4i 可引起急性胰腺炎，因此，若出现持续性剧烈腹痛应立即就医。同时 DPP-4i 可引起关节痛，程度可能较重甚至致残，若出现持续性关节痛应立即就医。

（7）钠 - 葡萄糖协同转运蛋白 2 抑制剂（sodium-glucose cotransporter 2 inhibitors，SGLT-2i）：SGLT-2i 可降低肾脏葡萄糖重吸收。同时具有减重、改善血压、降低尿蛋白等作用，而且副作用相对较少。可以显著改善 T2DM 合并心血管疾病或 ASCVD 高危患者的心血管预后，改善心力衰竭的主要终点风险。可以改善 T2DM 肾病患者的肾脏终点。

恩格列净：①用法用量：早晨 10mg，每日 1 次，空腹或进食后给药。在耐受本品的患者中，剂量可以增加至 25mg。②注意事项：根据 Child-Pugh 分级，轻度、中度和重度肝损害患者中，与肝功能正常的受试者相比，恩格列净的 AUC 分别增加约 23%、47% 和 75%，C_{max} 分别增加约 4%、23% 和 48%。轻、中度肝损害患者不需要调整剂量。重度肝损害患者的恩格列净暴露增加，不建议使用。

（8）胰高血糖素样肽 -1 受体激动剂（glucagon-like peptide-1 receptor agonist，GLP-1RA）：GLP-1RA 以葡萄糖浓度依赖的方式增强胰岛素分泌、抑制胰高血糖素分泌，并能延缓胃排空，通过中枢性的食欲抑制来减少进食量。可以单独使用或与其他降糖药物联合使用。可中等程度降低体重和血压，轻度增加心率，减少内脏脂肪，显著改善 T2DM 合并心血管疾病或合并心血管疾病高危风险患者的心血管预后。适用于肥胖（BMI > 25kg/m²）T2DM 患者的治疗。目前我国已上市艾塞那肽、利拉鲁肽、贝那鲁肽、利司那肽以及艾塞那肽周制剂、度拉糖肽和司美格鲁肽等，各种 GLP-1RA 临床应用要点及主要推荐意见见表 6-4-5。

利拉鲁肽：利拉鲁肽可通过阻止外源性脂肪在体内沉积、促进脂肪组织脂解以及肝糖生成，减轻肝组织学炎症、气球样变和纤维化，降低异常的转氨酶水平。

肝病患者：艾塞那肽周制剂尚未在急性或慢性肝功能不全患者中进行药代动力学研究；根据利拉鲁肽说明书，轻、中度肝功能受损的患者使用利拉鲁肽无须调整剂量，不推荐重度肝功能受损患者使用。利司那肽在肝功能损伤患者中无须调整剂量。

2．胰岛素

（1）各种胰岛素及其特点：我国上市的各种胰岛素及其特点见表 6-4-6。

（2）适用人群：高血糖：空腹血浆葡萄糖（fasting plasma glucose，FPG）> 11.1mmol/L 或 HbA_{1c} > 9% 或伴明显高血糖症状的新诊断 T2DM 患者；≥1 种口服降糖药规范治疗 3 个月以上 HbA_{1c} 仍未达标的患者。

（3）起始剂量：通常 0.1 ～ 0.3U/（kg·d）起始基础胰岛素；HbA_{1c} > 8% 者，0.2 ～ 0.3U/（kg·d）起始；BMI ≥ 25kg/m² 者，0.3U/（kg·d）起始。

（4）剂量调整：胰岛素剂量常规调整标准见表 6-4-7。在医生指导下，根据 FPG 每周调整 2 ～ 6U 基础胰岛素至 FPG 达标；患者进行自我调整，推

表6-4-5 各种GLP-1RA的临床应用要点和主要推荐意见

项目	艾塞那肽	利拉鲁肽	贝那鲁肽	利司那肽	艾塞那肽周制剂	司美格鲁肽
用量	起始5μg，常规10μg	起始0.6mg，常规1.2～1.8mg	起始0.1mg，常规0.2mg	起始10μg，常规20μg	常规2mg	常规1mg
用法	2次/d，早餐和晚餐前60min内	1次/d，任意时间	3次/d，餐前5min	每日任何一餐前60min内	每周1次，任意时间	每周1次，任意时间
不良反应						
胃肠道不良反应	常见	常见	常见	常见	常见	常见
低血糖			单独使用不增加低血糖风险			
特殊人群应用						
心血管高危人群	安全性尚未得到评价	在心血管疾病者中优先使用	安全性尚未得到评价	安全	安全	安全
超重/肥胖			有明显降低体重作用			

项目	艾塞那肽	利拉鲁肽	贝那鲁肽	利司那肽	艾塞那肽周制剂	司美格鲁肽
肾功能受损	肌酐清除率<30ml/min者禁用	终末期肾病者禁用	未知	肌酐清除率<30ml/min者禁用	肌酐清除率<30ml/min者禁用，30~50ml/min者慎用	轻、中重度肾功能不全者无需调整剂量
肝功能受损		重度肝功能受损者禁用	未知	肝功能受损者无需调整剂量	未知	无需调整剂量
胰腺炎病史				慎用		
严重胃肠道疾病				慎用		
甲状腺髓样癌病史或家族史				不推荐		

注：GLP-1RA用法均为皮下注射。应用时机：可作为单药或多种口服降糖药物及基础胰岛素治疗控制血糖效果不佳时的联合治疗药物。推荐与其他药物联合应用。等. GLP-1受体激动剂临床应用专家指导意见[J]. 中国糖尿病杂志，2018，26（5）：353-361.

资料来源：纪立农，邹大进，洪天配，等.

第六章　脂肪肝相关疾病

表6-4-6 我国上市的速效胰岛素、重组人胰岛素和基础胰岛素种类和特征

种类	起效时间	峰值时间	作用时间	适应证
速效胰岛素类似物				
门冬胰岛素	10~20min	1~3h	3~5h	T2DM, 包括妊娠、老年人、≥2岁儿童和青少年
赖脯胰岛素	约15min	30~70min	2~5h	T2DM, 包括妊娠、老年人、≥2岁儿童和青少年
谷赖胰岛素	约15min	1.0~1.5h	3~5h	成人T2DM
重组人胰岛素	30~60min	2~4h	5~8h	T2DM, 包括妊娠、老年人、儿童和青少年
基础胰岛素				
中效胰岛素（NPH）	2.5~3.0h	5~7h	13~16h	T2DM, 包括妊娠、儿童和青少年
地特胰岛素	3~4h	3~14h	24h	T2DM, 包括妊娠、≥6岁儿童和青少年
甘精胰岛素U100	2~3h	无显著峰值	30h	成人T2DM、T1DM、≥6岁儿童和青少年T1DM
甘精胰岛素U300	6h	无显著峰值	36h	成人T2DM、T1DM、≥6岁儿童和青少年T1DM
德谷胰岛素	1h	无显著峰值	42h	成人T2DM

注：NPH：中性鱼精蛋白锌胰岛素。

荐每 3 天调整 2U 基础胰岛素直至 FPG 达标；使用甘精胰岛素的患者，可每天调整 1U 直至 FPG 达标。

表6-4-7　胰岛素剂量常规调整标准

FPG/ (mmol·L⁻¹)	医生调整剂量 方案每周调整一次	患者自我调整剂量 方案每3天调整一次
<4.4	−2U	−2U
4.4～6.1	不调整	不调整
6.2～7.8	+2U	+2U
7.9～9.9	+4U	+2U
≥10.0	+6U	+2U

（5）胰岛素治疗方案

1）起始胰岛素治疗

基础胰岛素：多种口服降糖药充分治疗后血糖仍未达标的 T2DM 患者可以加用基础胰岛素治疗，在睡前用中效 / 长效胰岛素，起始剂量为 0.2U/kg。

基础 – 追加方案：如基础胰岛素治疗后血糖仍未达标者，可以改为基础 – 追加方案，即睡前中效 / 长效胰岛素 + 任一餐时短效或速效胰岛素。监测空腹和注射餐时胰岛素后下一餐前血糖。睡前中效 / 长效胰岛素起始剂量为 0.2U/kg，餐前胰岛素一般首剂给予 4U，根据下一餐前血糖水平调整上一餐前胰岛素剂量。

预混胰岛素：多种口服降糖药充分治疗后血糖仍未达标的 T2DM 患者可以开始预混胰岛素治疗，使用每日两次注射方案时，应停用胰岛素促泌剂。具体方法有 2 种：①每日一次预混胰岛素：多于晚餐前注射，起始的胰岛素剂量一般为 0.2U/（kg·d）。②每日两次预混胰岛素：起始的胰岛素剂量一般为 0.2 ～ 0.4U/（kg·d），按 1∶1 分配到早餐前和晚餐前。

2）强化胰岛素治疗：强化胰岛素治疗有 3 种方法。

餐时＋基础胰岛素为目前常用的胰岛素强化治疗方案：三餐前短效／速效胰岛素＋睡前基础胰岛素（中效／长效）。

每日 3 次预混胰岛素类似物：根据睡前和三餐前血糖水平进行胰岛素剂量调整，每 3～5 天调整1 次，直到血糖达标。

胰岛素泵治疗是胰岛素强化治疗的一种有效治疗方式。有研究表明新诊断的 T2DM 患者进行短期（14天）胰岛素泵强化治疗后，约 60% 患者只通过生活方式干预可在 2～3 年内将血糖控制在理想水平。

八、药物选择

T2DM 患者治疗路径见图 6-4-1。

1. 生活方式干预和二甲双胍为 T2DM 患者高血糖的一线治疗。生活方式干预是 T2DM 的基础治疗措施，应贯穿于治疗的始终。若无禁忌证，二甲双胍应一直保留在糖尿病患者的治疗方案中。

2. 一种降糖药治疗血糖不达标者，应采用 2 种甚至 3 种不同作用机制的药物联合治疗，也可加用胰岛素治疗。口服降糖药联合基础胰岛素方案见表6-4-8。

3. 合并 ASCVD 或心血管风险高危的 T2DM 患者，无论其 HbA_{1c} 是否达标，只要没有禁忌证都应在二甲双胍的基础上加用具有冠心病获益证据的 GLP-1RA 或 SGLT-2i。

4. 合并慢性肾脏病或心力衰竭的 T2DM 患者，无论其 HbA_{1c} 是否达标，只要没有禁忌证都应在二甲双胍的基础上加用 SGLT-2i。合并慢性肾病的 T2DM 患者，如不能使用 SGLT-2i，可考虑选用 GLP-1RA。

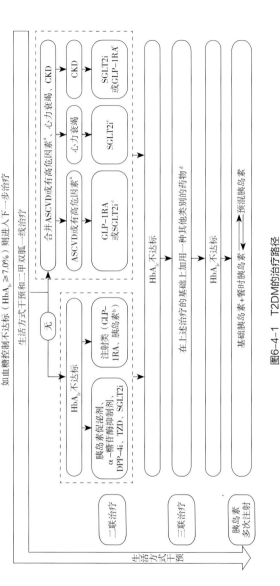

图6-4-1 T2DM的治疗路径

注：a高危因素指年龄≥55岁伴以下至少一项：冠状动脉或颈动脉或下肢动脉狭窄≥50%，左心室肥厚。b通常选用基础胰岛素。c加用具有ASCVD、心力衰竭或CKD获益证据的GLP-1RA或SGLT2i。d有心力衰竭者不用TZD。

表6-4-8　口服降糖药联合基础胰岛素方案

药物	联用益处	注意事项
二甲双胍	机制互补，低血糖风险小，体重增加不明显	—
磺脲类	更好地解决胰岛素分泌不足缺陷，短效磺脲类药物有助于改善PPG	需注意监测血糖，避免低血糖
格列奈类	在基础胰岛素的全天持续作用基础上促进餐时胰岛素分泌，降低PPG	需注意监测血糖，避免低血糖
α-糖苷酶抑制剂	降低PPG	—
TZD	在胰岛素用量较高的患者中使用，改善血糖控制并可减少胰岛素用量	可能导致水钠潴留，增加心力衰竭风险，需密切监测
DPP-4i	进一步改善血糖，不增加低血糖发生风险	已使用基础胰岛素的患者加用DPP-4i时可考虑适当减少胰岛素用量，以降低低血糖风险
SGLT-2i	减少胰岛素剂量，减轻体重	已使用基础胰岛素的患者加用SGLT-2i时，需适当减少胰岛素用量，以降低低血糖风险；胰岛素剂量减少过快/过多或停用胰岛素可增加酮症酸中毒发生风险
GLP-1RA	机制互补，减少胰岛素使用剂量，降低体重	—

注：PPG（postprandial glucose）：餐后血糖。

九、糖尿病监测

T2DM 患者常见检查的推荐频率见表 6-4-9。

表6-4-9 T2DM患者常见检查的推荐频率

检查频率	问诊	体检	尿液	糖化血红蛋白	肝功能	肾功能	血脂	超声	心电图	动态血压监测	眼底	神经病变
初诊	√	√	√		√	√	√	√	√	√	√	√
每次就诊	√	√	√									
半年1次				√								
1年1次			√		√	√	√	√	√		√	√

注：尿液检查包括尿常规和尿白蛋白/肌酐比值；肾功能检查应包含估算的肾小球滤过率、尿酸；动态血压监测限于合并高血压者；血糖控制不佳者应每3个月检查1次糖化血红蛋白；超声检查包括腹部超声、颈动脉和下肢血管超声；动态血压监测、心电图、尿液、血脂、肝功能、肾功能、眼底、神经病变异常者应增加这些项目的检测频次。

第六章 脂肪肝相关疾病

其他注意事项：

1）符合治疗目标则每 6 个月至少监测 1 次 HbA$_{1c}$，否则每 3 个月测量 1 次 HbA$_{1c}$。

2）其他共存疾病，如听力障碍、睡眠呼吸暂停综合征、牙周病、认知功能障碍、抑郁症、进食障碍、焦虑、骨折等，需额外接受相关评估。

3）糖尿病患者应接受相应年龄和性别所推荐的癌症筛查。研究显示，T2DM 患者发生某些癌症的风险增加（HCC、胰腺癌、卵巢癌、结直肠癌、肺癌、膀胱癌、乳腺癌），另有研究显示这与高血糖对癌症风险的介导作用一致。

十、合并脂肪肝时降糖药物的选择

合并脂肪肝时降糖药物的选择见表 6-4-10。

表6-4-10　合并脂肪肝时降糖药物选择

干预方式	二甲双胍	GLP-1RA	TZD	SGLT-2i	DPP-4i	磺脲类	胰岛素
降糖效果	++	++	+/++	+/++	+	+++	+++
低血糖风险	低	低	低	低	低	高	高
体重影响	降低	降低	增加	降低	中性	增加	增加
副反应	胃肠道反应	胃肠道反应	水肿/心力衰竭骨折	泌尿系统感染脱水	胰腺炎胰腺肿瘤	低血糖	低血糖
肝脏特异性作用							
脂肪变	NE	↓	↓	?	?	NE	↑
小叶炎症	NE	↓	↓	?	?	?	?
气球样变	NE	↓	↓	?	?	?	?
肝纤维化	NE	?	?	?	?	?	?
RCTs有效	NE	利拉鲁肽司美格鲁肽	吡格列酮	ND	ND	ND	ND

注：NE：无效；ND：未做；?：尚不清楚。

药物选择原则：①不增加体重的降糖药物；②不增加 HCC 风险的药物，如胰岛素和磺脲类。

（冯新星）

第五节

高脂血症

高脂血症与 MAFLD 关系密切，互为因果。NAFLD 患者应筛查血脂并进行管理。2019 年欧洲血脂管理指南正式发布，肯定了 LDL-C 增加与 ASCVD 之间的因果关系，提出尽可能降低 LDL 颗粒和其他含 Apo B 的脂蛋白以降低心血管事件发生风险。为预防心血管疾病，特别是高危和极高危患者，LDL-C 水平应尽可能降低，不设下限。

Apo B 可用于心血管病风险评估，特别是对于 TG 较高、糖尿病、肥胖、MetS 或 LDL-C 非常低的群体。Apo B 也可以代替 LDL-C 作为筛查、诊断和管理的主要目标，在上述人群中，Apo B 甚至可能优于 LDL-C。

一、血脂异常的控制目标值

LDL-C 水平是主要目标。通过降低 LDL-C 获得的 ASCVD 风险的降低，取决于 LDL-C 的绝对降低，每降低 1mmol/L，ASCVD 风险降低约五分之一。LDL-C 每降低 1%，能减少 ASCVD 风险大约 1%。血脂异常的控制目标值见表 6-5-1。

二、LDL-C 达标的策略

1. 建议使用最大耐受剂量的高强度他汀类以达

表6-5-1 血脂异常控制目标值

ASCVD 风险分层	LDL-C目标值	非HDL-C目标值	Apo B目标值	TG目标值
低危患者	<3.0mmol/L	—	—	无特定的目标值，但<1.7mmol/L表示风险较低
中危患者	<2.6mmol/L	<3.4mmol/L	<100mg/dl	
高危患者	比基线降低≥50%且<1.8mmol/L	<2.6mmol/L	<80mg/dl	
极高危患者	比基线降低≥50%且<1.4mmol/L	<2.2mmol/L	<60mg/dl	

已经接受最大耐受剂量他汀类治疗的ASCVD患者，若2年内再发血管事件（可与第一次事件不同），可考虑将LDL-C降至<1.0mmol/L（40mg/dl）

到不同危险分层的目标值。

2. 若最大耐受剂量他汀类药物未能达标，推荐联用胆固醇吸收抑制剂依折麦布。

3. 对极高危患者的一级预防和二级预防，若最大耐受剂量他汀类药物联合依折麦布未能达标，可考虑再联用 PCSK9 抑制剂（代表药物为依洛尤单抗）。

4. 以他汀类药物为基础的治疗方案在任何剂量时都不能耐受，可考虑依折麦布单药或依折麦布联合 PCSK9 抑制剂。

5. 他汀类药物治疗不能达标时可以考虑联合胆汁酸螯合剂（代表药物为考来烯胺即消胆胺、考来替泊即降胆宁）。

三、他汀类药物分类及降脂幅度

他汀类药物的分类见表 6-5-2，中、高强度他汀类药物联合降脂幅度见表 6-5-3。

表6-5-2 他汀类药物的分类

高强度他汀	中等强度他汀
阿托伐他汀40～80mg	阿托伐他汀10～20mg
瑞舒伐他汀20～40mg	瑞舒伐他汀5～10mg
	辛伐他汀20～40mg
	普伐他汀40～80mg
	氟伐他汀 80mg
	洛伐他汀40mg
	匹伐他汀1～4mg

表6-5-3　中、高强度他汀类药物联合降脂幅度

治疗策略	平均LDL-C降幅
中等强度他汀	≈30%
高强度他汀	≈50%
高强度他汀+胆固醇吸收抑制剂	≈65%
PCSK9	≈60%
高强度他汀+PCSK9	≈75%
高强度他汀+胆固醇吸收抑制剂+PCSK9	≈85%

四、他汀类药物副作用

1. 他汀类药物有增加新发糖尿病的风险，但应权衡利弊，不能因此而放弃合理应用。在高危 T2DM 患者和高剂量他汀类药物治疗患者中，应考虑定期检查 HbA_{1c} 或葡萄糖。在老年人和有 MetS、肥胖或其他 IR 迹象的患者，需要控制血糖。

2. **他汀类药物肝脏安全性**　目前认为他汀类药物应用使肝转氨酶超过正常值上限的概率为 1% ~ 2%，服用他汀类药物发生肝损害的风险是未服用他汀类药物患者的 3 倍。

（1）低剂量他汀类药物是安全的，高剂量可诱发肝损伤。建议从小剂量开始应用。

（2）对于无症状的患者，不建议常规监测 ALT。

（3）ALT < 3×ULN，可继续服用他汀类药物，但需要监测 ALT。

（4）ALT > 3×ULN，则需暂停他汀他汀类药物，并在 4 ~ 6 周复查肝转氨酶正常后再谨慎应用降脂药物。

（5）如果出现肝转氨酶升高 5 倍以上，同时伴有胆红素升高，则应警惕他汀类药物的肝脏损害，并立即停药。监测路线图见图 6-5-1。

3. **他汀类药物肌肉并发症风险**　他汀类药物肌

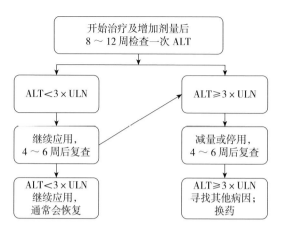

图6-5-1 降脂药物肝转氨酶监测路线图

肉并发症主要指肌痛、肌病和肌溶解。肌肉并发症总体发生率约为5%，其中肌病发生率为1.5%～5%，肌溶解发生率为0.04%～0.2%。发生他汀类药物相关肌溶解的原因除了药物剂量外，最常见的是高龄、多种药物治疗、肝脏或肾脏疾病患者。警惕同时进行运动或康复干预的患者。注意其他原因（如用力）导致瞬时CK升高的可能性。肌溶解虽然发生率低，但危害极大。临床实践中，应高度重视患者在服用他汀类药物过程中出现的肌肉不适和乏力症状，及时检测肌酶的变化，及时调整他汀类药物剂量甚至停药。降脂药物肌酶监测见图6-5-2。

五、高TG血症

1. TG与ASCVD　目前将空腹TG＜1.7mmol/L定义为合适水平，TG＞2.3mmol/L定义为TG水平增高，ASCVD风险增高。

2. **治疗**　对于极高危或高危心血管疾病风险

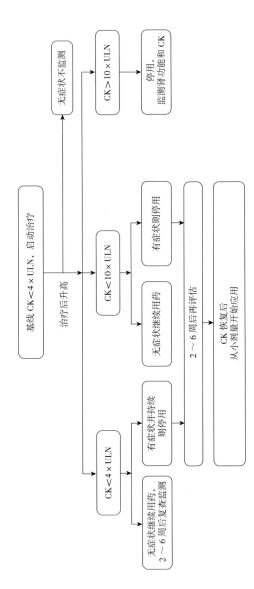

图6-5-2 降脂药物肌酶监测

的患者，当 TG ＜ 5.6mmol/L 时首要干预目标仍是 LDL-C，次要干预目标是非 HDL-C（主要是 LDL-C 和 VLDL-C）。当 TG ＞ 5.6mmol/L 时，应立即启动对 TG 的治疗，减少急性胰腺炎的发生风险。

（1）他汀类药物为降低高危 CVD 患者高 TG（＞ 2.3mmol/L）的首选药物。

（2）贝特类药物：具有降低 TG 和升高 HDL-C 的作用。

应用贝特类药物建议常规监测 ALT。停药后 2～4 周 ALT 可恢复正常。慎与其他降胆固醇药（其他贝特类，他汀类）同服。如果他汀类与贝特类联用，可以从较低有效剂量开始，晨起服贝特类，晚间服他汀类，应避免用于肝肾功不全者，防止药物间的相互作用。

（3）烟酸类药物：大剂量的烟酸具有降低 TG 和升高 HDL-C 的作用，可作为高 TG 血症的选择，但目前应用较少。

（4）n-3 多不饱和脂肪酸：n-3 多不饱和脂肪酸（n-3 PUFAs）也叫 ω-3 多不饱和脂肪酸，为鱼油的主要成分，可降低 TG 和轻度升高 HDL-C，对 LDL-C 影响不大。是否可改善心血管结局尚有争议。极高危患者，若 TG 在 1.5～5.6mmol/L 之间，应考虑在他汀类药物基础上加用 ω-3 脂肪酸（二十碳五烯酸，2g，每日 2 次）。

六、血脂管理监测方案

2019 年欧洲血脂管理指南指出：①应用降脂药物前的血脂检测：除了需立即进行药物治疗的情况，如急性冠状动脉综合征（acute coronary syndrome，ACS）和非常高危的患者，间隔 1～12 周至少应进行 2 次检测。②降脂治疗开始后的血脂检测：开始治疗后每 8 ～ 12 周检测 1 次；调整治疗后每 8 ～ 12 周检测 1 次直至达到治疗目标。③达到治疗目标或最佳脂质水平后的血脂检测：每年检测 1 次（除非有持续的问题或其他特殊原因需要更频繁的检测）。

（冯新星）

第六节
高血压

一、高血压的定义及分类

在未使用降压药物的情况下，非同日 3 次测量诊室血压，SBP ≥ 140mmHg 和 / 或 DBP ≥ 90mmHg 可诊断为高血压。SBP ≥ 140mmHg 且 DBP < 90mmHg 为单纯收缩期高血压。患者既往有高血压史，目前正在使用降压药物，血压虽然低于 140/90mmHg，仍应诊断为高血压。

目前我国采用正常血压（SBP < 120mmHg 和 DBP < 80mmHg）、正常高值（SBP 120 ～ 139mmHg 和 / 或 DBP 80 ～ 89mmHg）和高血压（SBP ≥ 140mmHg 和 / 或 DBP ≥ 90mmHg）进行血压水平分类，根据血压升高水平，又进一步将高血压分为 1 级、2 级和 3 级。动态血压监测（ambulatory blood pressure monitoring，ABPM）的高血压诊断标准为：24h 平均 SBP/DBP ≥ 130/80mmHg；白天 ≥ 135/85mmHg；夜间 ≥ 120/70mmHg。家庭自测血压（home blood pressure measurement，HBPM）的高血压诊断标准为 ≥ 135/85mmHg，与诊室血压的 140/90mmHg 相对应。以上分类适用于 18 岁以上任何年龄的成年人。具体分类详见表 6-6-1。

表6-6-1　血压水平分类和定义

分类	SBP/mmHg	DBP/mmHg
正常血压	<120且	<80
正常高值	120～139和/或	80～89
高血压	≥140和/或	≥90
1级	140～159和/或	90～99
2级	160～179和/或	100～109
3级	≥180和/或	≥110
单纯收缩期高血压	≥140且	<90

注：当SBP和DBP分属于不同级别时，以较高的分级为准。

二、高血压的管理目标

（一）血压控制目标

血压控制目标见表 6-6-2。

表6-6-2　血压控制目标

	<150/90 mmHg	<140/90 mmHg	<130/80 mmHg
普通人群		√	
脑卒中患者		√	
心力衰竭患者			√
T2DM患者			√
外周动脉疾病患者		√	
65～79岁者	√	√（更佳）	
≥80岁者	√		
冠心病患者		√	√（更佳，但舒张压应≥60mmHg）
慢性肾病患者		无蛋白尿	有蛋白尿

（二）降压达标的方式

除高血压急症和亚急症外，大多数高血压患者应根据病情，在 4 周内或 12 周内将血压逐渐降至目标水平。年轻、病程较短的高血压患者，降压速度可稍快；老年人、病程较长、有合并症且耐受性差的患者，降压速度则可稍慢。

三、药物治疗

降压药物治疗的时机取决于 ASCVD 风险评估等级，在改善生活方式的基础上，血压仍超过 140/90mmHg 和 / 或目标水平的患者应给予药物治疗。高危和极高危的患者，应及时启动降压药物治疗；中危患者，可观察数周，改善生活方式，如血压仍不达标，则应开始药物治疗；低危患者，可观察 1～3 个月，改善生活方式，如血压仍不达标可开始药物治疗。血压升高患者心血管风险水平分层见表 6-6-3。影响高血压患者心血管预后的重要因素图 6-6-1。

常用降压药物包括钙通道阻滞剂（CCB）、血管紧张素转化酶抑制剂（ACEI）、血管紧张素 II 受体拮抗剂（ARB）、利尿剂和 β 受体阻滞剂五类，以及由上述药物组成的固定配比复方制剂。一般患者采用常规剂量；老年人及高龄老年人初始治疗时通常应采用较小的有效治疗剂量，逐渐增加至足量；优先使用长效降压药物。联合治疗：血压 ≥ 160/100mmHg、高于目标血压 20/10mmHg 的高危患者，或单药治疗未达标的高血压患者应进行联合降压治疗。对血压 ≥ 140/90mmHg 的患者，也可起始小剂量联合治疗。用药选择见图 6-6-2。

表6-6-3　血压升高患者心血管风险水平分层

其他心血管危险因素和疾病史	血压/mmHg			
	SBP130～139和/或 DBP 85～89	SBP140～159和/或 DBP 90～99	SBP160～179和/或 DBP 100～109	SBP ≥ 180和/或 DBP ≥ 110
无		低危	中危	高危
1～2个其他危险因素	低危	中危	中/高危	很高危
≥3个其他危险因素，靶器官损害，或CKD3期，无并发症的糖尿病	中/高危	高危	高危	很高危
临床并发症，或CKD ≥ 4期，有并发症的糖尿病	高/很高危	很高危	很高危	很高危

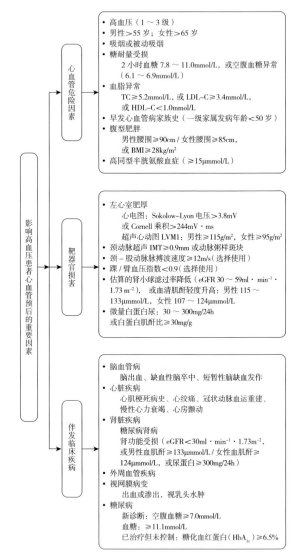

影响高血压患者心血管预后的重要因素

- 心血管危险因素
  - 高血压（1～3级）
  - 男性>55岁；女性>65岁
  - 吸烟或被动吸烟
  - 糖耐量受损
    - 2小时血糖7.8～11.0mmol/L，或空腹血糖异常（6.1～6.9mmol/L）
  - 血脂异常
    - TC≥5.2mmol/L，或LDL-C≥3.4mmol/L，或HDL-C<1.0mmol/L
  - 早发心血管病家族史（一级亲属发病年龄<50岁）
  - 腹型肥胖
    - 男性腰围≥90cm/女性腰围≥85cm，或BMI≥28kg/m²
  - 高同型半胱氨酸血症（≥15μmol/L）

- 靶器官损害
  - 左心室肥厚
    - 心电图：Sokolow-Lyon电压>3.8mV或Cornell乘积>244mV·ms
    - 超声心动图LVM1：男性>115g/m²，女性>95g/m²
  - 颈动脉超声IMT≥0.9mm或动脉粥样斑块
  - 颈-股动脉脉搏波速度≥12m/s（选择使用）
  - 踝/臂血压指数<0.9（选择使用）
  - 估算的肾小球滤过率降低（eGFR 30～59ml·min⁻¹·1.73m⁻²，或血清肌酐轻度升高：男性115～133μmol/L，女性107～124μmol/L
  - 微量白蛋白尿：30～300mg/24h或白蛋白肌酐比≥30mg/g

- 伴发临床疾病
  - 脑血管病
    - 脑出血、缺血性脑卒中、短暂性脑缺血发作
  - 心脏疾病
    - 心肌梗死病史、心绞痛、冠状动脉血运重建、慢性心力衰竭、心房颤动
  - 肾脏疾病
    - 糖尿病肾病
    - 肾功能受损（eGFR<30ml·min⁻¹·1.73m⁻²，或男性血肌酐≥133μmol/L/女性血肌酐≥124μmol/L，或尿蛋白≥300mg/24h）
  - 外周血管疾病
  - 视网膜病变
    - 出血或渗出，视乳头水肿
  - 糖尿病
    - 新诊断：空腹血糖≥7.0mmol/L
    - 血糖：≥11.1mmol/L
    - 已治疗但未控制：糖化血红蛋白（HbA₁c）≥6.5%

图6-6-1 影响高血压患者心血管预后的重要因素

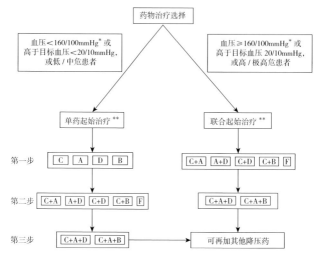

图6-6-2 选择单药或联合用药降压治疗流程图

注：A：ACEI或ARB；B：β受体阻滞剂；C：二氢吡啶类钙CCB；D：噻嗪类利尿剂；F：固定复方制剂。

*血压≥140/90mmHg的高血压患者，也可起始小剂量联合治疗；**包括剂量递增到足量。

四、初诊高血压患者的评估及检测程序

初诊高血压患者的评估及检测程序见图 6-6-3。

五、高血压患者的管理和随访内容

高血压患者的管理和随访内容见表 6-6-4。

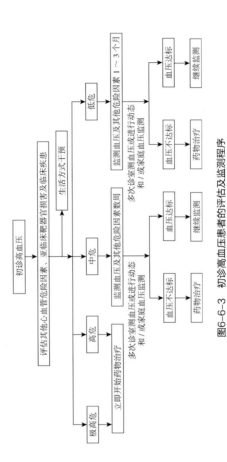

图6-6-3 初诊高血压患者的评估及监测程序

注：*中危且血压≥160/100mmHg应立即启动药物治疗。

表6-6-4　高血压患者的管理和随访

初诊	随访
判断是否有靶器官损害	血压水平及相关症状和体征
判断是否有继发性高血压的可能	生活方式改善和危险因素控制情况
对高血压患者进行心血管综合危险度评估，确定是否要干预其他心血管危险因素	是否存在治疗的副作用和影响生活方式改变及药物治疗依从性的障碍
给予生活方式指导，必要时药物治疗	根据患者存在的危险因素、靶器官损害及伴随临床疾病，定期进行血糖、血脂、肾功能、尿常规、眼底、心电图等检查
制定下一次随访日期	
建议并指导家庭血压监测	
登记并加入高血压患者管理	

（于　汶　宗力群）

第七节

高同型半胱氨酸血症

一、高同型半胱氨酸血症的定义及危险因素

同型半胱氨酸（homocyanin，Hcy）简称血同，是甲硫氨酸脱甲基后形成的一种含硫氨基酸，这是Hcy的唯一来源。Hcy可在B族维生素的辅助下转化为蛋氨酸或半胱氨酸，缺乏维生素B会导致高同型半胱氨酸血症（hyperhomocysteinemai，HHcy），简称高血同。HHcy反映了机体甲基化状态和转硫化的异常，损伤细胞、组织、器官，是心血管疾病、脑血管疾病、认知障碍和骨质疏松相关骨折的独立危险因素；与高血压、高血脂和高血糖一样，是判断健康风险的重要指标之一。Hcy＞10μmol/L则诊断为

HHcy，Hcy 水平为 10～15μmol/L、15～30μmol/L、＞30μmol/L 分别为轻度、中度、重度 HHcy。

受 Hcy 相关代谢基因突变率较高以及烹饪习惯等因素的影响，我国人群的血同水平较高。引起 HHcy 的高危因素包括：①遗传因素，例如 *MTHFR* 变异；②营养因素及生活方式：饮酒、吸烟等；③年龄和性别：男性高于女性，女性绝经后高于绝经前；老年人高于年轻人；④疾病与药物等，如二甲双胍。

肝脏是 Hcy 代谢的重要器官，当肝细胞损伤时 Hcy 升高。进而，Hcy 会增强氧化应激，引起肝脏脂质过氧化，诱导肝细胞损伤和凋亡，加重肝损伤。Hcy 越高，NAFLD 的患病率越高。而作为转化 Hcy 的重要物质，甜菜碱可以改善肝脏的脂肪变性程度及炎症反应。

二、HHcy 的管理与治疗

具体内容参照《高同型半胱氨酸血症诊疗专家共识》。

1. 生活方式干预 戒烟戒酒，合理膳食，增加运动量。

2. 营养治疗

（1）叶酸：0.8mg/d，存在 *MTHFR* 变异者，可以同时补充 5- 甲基四氢叶酸。单一补充叶酸仍然有 50% 的患者无法达标。此外，大剂量的叶酸（≥1mg/d）可能会掩盖维生素 B_{12} 缺乏，引起锌缺乏。

（2）维生素 B_{12}：单独补充维生素 B_{12} 的效果不如叶酸。但是缺乏维生素 B_{12} 或有基因缺陷时，可以加大剂量或补充甲钴胺。

（3）维生素 B_6：单独应用疗效不明显，与叶酸和维生素 B_{12} 联合应用有协同作用。

（4）天然甜菜碱：甜菜碱广泛存在于动植物体

内。在植物中，枸杞、豆科植物均含有甜菜碱。甜菜的糖蜜是甜菜碱的主要来源。在动物中，章鱼、墨鱼、虾等软体动物，以及动物肝脏中均含有甜菜碱。餐后补充甜菜碱的效果优于叶酸。存在 *MTHFR* 变异者或叶酸缺乏时补充甜菜碱作用更大。胆碱和甜菜碱缺乏导致的 HHcy，叶酸作用不大。

（5）胆碱：可在肝脏和肾脏中转化为甜菜碱。补充胆碱 2.6g/d2 周，可以使空腹 Hcy 降低 18%。

（6）联合补充：效果可能更好。《中国营养科学全书》建议采用 3+x 的复合营养素方案，即天然甜菜碱 + 叶酸 + 维生素 B_6+ 辅助营养素。《高血压学》建议每天 1 000mg 天然甜菜碱、0.8mg 叶酸、2.8mg 维生素 B_2、2.8mg 维生素 B_6 以及 4.8μg 维生素 B_{12} 的补充方案。

（7）精准补充：可根据 *MTHFR*、*MTRR* 基因的多态性结合叶酸、维生素 B_{12}、维生素 B_6、胆碱和甜菜碱等营养素水平制定个体化精准补充方案。对于非基因突变的患者，缺什么补什么；对于 *MTHFR* C677T 位点的 TT 基因型患者，应增加活性叶酸和甜菜碱的补充。对 *MTRR* A66G 位点 GG 型患者，应加大对维生素 B_{12} 的补充或增加甲钴胺及甜菜碱的补充。对 *CBS* 基因突变的患者，应增加对维生素 B_6 和甜菜碱的补充。

（张　晶）

第八节

骨质疏松

骨质疏松症（osteoporosis，OP）是最常见的骨骼疾病，是一种以骨量低，骨组织微结构损坏，骨脆性增加，易发生骨折为特征的全身性骨病。慢性肝病所致的 OP 属于继发性 OP，多发生在慢性肝病中晚期，NAFLD 也可伴发骨质疏松。

一、临床表现

OP 初期通常没有明显的临床表现，随着病情进展，骨量不断丢失，骨微结构破坏，患者会出现骨痛、脊柱变形，甚至发生骨质疏松性骨折等后果。

1. **疼痛** OP 患者可出现腰背疼痛或全身骨痛。疼痛通常在翻身、久坐及长时间行走后出现，夜间或负重活动时疼痛加重，并可能伴有肌肉痉挛，甚至活动受限。

2. **脊柱变形** 严重 OP 患者，可出现脊柱畸形、多发性胸椎压缩性骨折，可导致胸廓畸形，甚至影响心肺功能；严重的腰椎压缩性骨折可能会导致腹部器官功能异常，引起便秘、腹痛、腹胀、食欲减低等不适。

3. **骨折** 骨质疏松性骨折属于脆性骨折，通常指无外伤或轻微外伤情况下引起的骨折。骨折发生的常见部位为椎体（胸椎、腰椎）、髋部（股骨近端）、前臂远端和肱骨近端；其他部位如肋骨、跖骨、腓骨、骨盆等部位亦可发生骨折。骨质疏松性骨折发生后，再骨折的风险显著增加。

4. **对心理状态及生活质量的影响** 主要的心理异常包括恐惧、焦虑、抑郁、自信心丧失等。老年患者自主生活能力下降，骨折后缺少与外界接触和交流，均会给患者造成巨大心理负担。应重视和关注 OP 患者的心理异常，并给予必要的治疗。

二、OP 的筛查对象

通过国际骨质疏松风险一分钟测试题（表 6-8-1）可筛查 OP 风险患者。只要其中有一题回答结果为

"是"，即为阳性，提示存在骨质疏松症的风险，并建议进行骨密度检查。

表6-8-1　国际骨质疏松风险一分钟测试题

因素		问题	回答
不可控因素	1	父母曾被诊断有骨质疏松或曾在轻摔后骨折	是□否□
	2	父母中一人有驼背	是□否□
	3	实际年龄超过40岁	是□否□
	4	成年后是否因为轻摔后发生骨折	是□否□
	5	是否经常摔倒（去年超过一次），或因为身体较虚弱而担心摔倒	是□否□
	6	40岁后的身高是否减少过3cm	是□否□
	7	是否体质量过轻（BMI<19kg/m²）	是□否□
	8	是否曾连续服用类固醇激素超过3个月	是□否□
	9	是否患有类风湿关节炎	是□否□
	10	是否被诊断出有甲亢或是甲旁亢、T1DM、克罗恩病或乳糜泻等胃肠疾病或营养不良	是□否□
	11	女士回答：是否在45岁或以前就停经	是□否□
	12	女士回答：除了怀孕、绝经或子宫切除外，是否曾停经超过12个月	是□否□
	13	女士回答：是否在50岁前切除卵巢又未服用雌/孕激素补充剂	是□否□
	14	男性回答：是否出现过阳萎、性欲减退或其他雄激素过低的相关症状	是□否□
生活方式（可控因素）	15	是否经常大量饮酒（每天饮用超过2个单位的乙醇，相当于啤酒1斤、葡萄酒3两或烈性酒1两）	是□否□

续表

因素		问题	回答
生活方式 （可控因素）	16	目前习惯吸烟，或曾经吸烟	是□否□
	17	运动量是否少于30min/d （包括做家务、走路和跑步等）	是□否□
	18	不能食用乳制品，又没有服用钙片	是□否□
	19	是否从事户外活动时间少于10min/d，又没有服用维生素D	是□否□

三、诊断

1. 高危人群筛查 具备以下任何1条即为高危人群：①具有不明原因慢性腰背疼痛的50岁以上女性和65岁以上男性。②45岁之前自然停经或双侧卵巢切除术后女性。③各种原因引起的性激素水平低下的成年人。④有脆性骨折家族史。⑤存在多种骨质疏松危险因素者，如高龄、吸烟、制动、长期卧床等。⑥具有以下病史者：影响骨代谢的疾病：包括性腺功能减退症等多种内分泌系统疾病、风湿免疫性疾病、胃肠道疾病、血液系统疾病、神经肌肉疾病、慢性肾病及心肺疾病等；服用影响骨代谢的药物：包括糖皮质激素、抗癫痫药物、芳香化酶抑制剂、促性腺激素释放激素类似物、抗病毒药物、噻唑烷二酮类药物、质子泵抑制剂和过量甲状腺激素等。⑦采用国际骨质疏松基金会骨质疏松症一分钟测试题（表6-8-1）评估，只要其中有一题回答为"是"，即为骨质疏松症高危人群。⑧亚洲人骨质疏松症自我筛查工具（osteoporosis self-assessment tool for Asian，OSTA），OSTA指数=（体重-年龄）×0.2，< -4者为高风险人群，风险级别见表6-8-2。

表6-8-2　OSTA指数评价骨质疏松风险级别

风险级别	OSTA指数
低风险	>-1
中风险	-4～-1
高风险	<-4

2．OP的诊断　成年人骨质疏松的诊断主要基于双能X射线吸收法（dual energy X-ray absorptiometry，DXA）骨密度测量结果和/或脆性骨折。

1）基于骨密度测定的诊断：详细见表6-8-3。DXA测量的骨密度是目前通用的OP诊断指标。骨密度通常用T-值（T-score）表示，T-值=（实测值-同种族同性别正常青年人峰值骨密度）/同种族同性别正常青年人峰值骨密度的标准差。基于DXA测量的中轴骨（腰椎1～4、股骨颈或全髋）骨密度或桡骨远端1/3骨密度对OP的诊断标准是T-值≤-2.5。

表6-8-3　基于DXA测定骨密度分类标准

分类	T-值
正常	T-值≥-1.0
骨量减少	-2.5<T-值<-1.0
骨质疏松症	T-值≤-2.5
严重骨质疏松症	T-值≤-2.5+脆性骨折

2）基于脆性骨折的诊断：无需依赖于骨密度测定，临床上即可诊断OP。而在肱骨近端、骨盆或前臂远端发生的脆性骨折，即使骨密度测定显示低骨量（-2.5＜T-值＜-1.0），也可诊断OP。

四、治疗

1. **调整生活方式** ①戒烟、限酒、避免过量饮用咖啡和碳酸饮料，加强体育锻炼，获取充足的阳光照射。②均衡饮食，摄入富含钙、低盐和适量蛋白质的均衡膳食，推荐每日蛋白质摄入量为每公斤体重0.8～1.0g，并每天摄入牛奶300ml或相当数量的奶制品。

2. **补充钙剂及维生素D** 具体摄入量见表6-8-4。

表6-8-4 钙和维生素D推荐摄入量

营养素	成人	≥50岁	≥65岁	骨质疏松症患者
元素钙参考摄入量/（mg·d^{-1}）	800	1 000～1 200	1 000～1 200	1 000～1 200
维生素D推荐摄入量/（U·d^{-1}）*	400	600	600	800～1 200

注：*维生素D 40U等于1μg。

1）钙剂：成人每日钙推荐摄入量为800mg（元素钙），50岁及以上人群每日钙推荐摄入量为1 000～1 200mg。尽可能通过饮食摄入充足的钙，饮食中钙摄入不足时，可给予钙剂补充。营养调查显示，我国居民每日膳食约摄入元素钙400mg，故尚需补充元素钙500～600mg/d。

2）维生素D：充足的维生素D可增加肠钙吸收、促进骨骼矿化、保持肌力、改善平衡能力、降低跌倒风险。维生素D不足可导致继发性甲状旁腺功能亢进，增加骨吸收，从而引起或加重OP。同时补充钙剂和维生素D可降低OP骨折风险。成人推荐维生素D摄入量400U（10μg）/d；65岁及以上老年人因缺乏日照以及摄入和吸收障碍，常有维生素 D 缺乏，推荐摄入量为 600U（15μg）/d；可耐受最高摄入量为 2 000U（50μg）/d；维生素 D 用于 OP 防治时，剂量可为 800～1 200U/d。

3. 药物治疗

1）双膦酸盐：目前临床上应用最为广泛的抗 OP 药物。双膦酸盐与骨骼羟磷灰石的亲和力高，能够特异性结合到骨重建活跃的骨表面，抑制破骨细胞功能，从而抑制骨质吸收。常用的药物是阿仑膦酸钠、唑来膦酸、利塞膦酸钠、伊班膦酸钠、氯膦酸二钠。

2）降钙素：降钙素对破骨组织细胞有急性抑制作用，减少体内钙由骨向血中的迁移。特别是妇女绝经后骨丢失增加，导致血钙和血降钙素水平降低，降钙素治疗可减轻这种骨的不断丢失。常用的药物包括依降钙素和鲑降钙素。

3）性激素受体调节剂治疗：选择性性激素受体调节剂可增加骨密度，降低骨折发病率。研究发现慢性肝病患者绝经后持续口服雷洛昔芬 60mg/d，维持 6 个月能显著降低骨转化率，抑制骨吸收。代表性药物为雷洛昔芬。

4）其他药物：RANKL 抑制剂、甲状旁腺激素类似物、活性维生素 D 及其他类似物、维生素 K_2 制剂等，以上药物均需在专科医师指导下用药。

4. 康复治疗 针对 OP 的康复治疗主要包括运动疗法、物理因子治疗、作业疗法（occupational therapy，OT）及康复工程等。作业疗法是指导患者正确的姿势、改变不良习惯、提高安全性等健康宣教的方法。

5. 运动疗法 运动疗法简单实用，不仅可增强肌力与肌耐力，改善平衡、协调性与步行能力，还可改善骨密度、维持骨结构，降低跌倒与脆性骨折风险等，发挥综合防治作用。运动疗法需遵循个体化、循序渐进、长期坚持的原则。治疗性运动包括有氧运动（如慢跑、游泳）、抗阻运动（如负重练习）、冲击性运动（如体操、跳绳）、振动运动（如全身振动训练）等。

OP 药物治疗前后建议监测内容见表6-8-5。

表6-8-5　骨质疏松症药物治疗前后建议监测内容

监测内容	开始治疗前	治疗开始3个月	治疗开始6个月	每年
肝肾功能、血常规	√		√	√
血清钙、磷、碱性磷酸酶、甲状旁腺素、25OHD	√	√		√
骨转换指标	√		√	√
DXA检测骨密度	√			√
新发椎体骨折	√			√
药物安全性	√	√	√	√

注：25OHD为25羟基维生素D。

（黄明星）

第九节
高尿酸血症和痛风

高尿酸血症是嘌呤代谢紊乱引起的代谢异常综合征。无论男性还是女性，非同日 2 次血尿酸水平超过 420μmol/L 称之为高尿酸血症。血尿酸在血液或组织液中过饱和可在关节局部形成尿酸钠晶体并沉积，诱发局部炎症反应和组织破坏，即痛风；可在肾脏沉积引发急性肾病、慢性间质性肾炎或肾结石，称之为尿酸性肾病。大量证据表明，高尿酸血症和痛风是慢性肾病、高血压、心脑血管疾病及糖尿病等疾病的独立危险因素，是过早死亡的独立预测因子。

越来越多证据表明，尿酸在肝脂肪变性中也起到一定作用，高尿酸血症是 NAFLD 的独立危险因素。血清尿酸水平与较高纤维化评分、小叶性炎症和脂肪变性有关。

一、高尿酸血症与痛风的诊断标准、治疗时机及目标值

高尿酸血症与痛风的诊断标准、治疗时机及目标值见表 6-9-1。

高尿酸血症的分型：

（1）根据尿尿酸测定，可将高尿酸血症分为产生过剩型和排泄不良型。低嘌呤饮食 5 ～ 7d，24h 尿尿酸排泄 < 600mg，为排泄不良型。低嘌呤饮食 5 ～ 7d，24h 尿尿酸排泄超过 600mg 或一般饮食状况下 24h 尿尿酸排泄超过 800mg，为产生过剩型。

（2）以肌酐清除率（Ccr）校正的高尿酸血症分型。尿酸在肾小球可自由滤过，在成人肾小管中的重吸收率约 90%，因此尿酸清除率（Cua）与肌酐清除率比值约 10%，血尿酸水平的升高应与血肌酐水平相一致。Cua/Ccr > 10% 为尿酸生成过多型，Cua/Ccr < 5% 为尿酸排泄不良型，Cua/Cm 在 5% ～ 10% 之间为混合型。

尿酸清除率计算：尿酸清除率（ml/min）= 尿尿酸（μmol/L）× 每分钟尿量（ml/min）/ 血尿酸（μmol/L）

肌酐清除率（ml/min）= 尿肌酐（μmol/L）× 每分钟尿量（ml/min）/ 血肌酐（μmol/L）

2015 年美国风湿病学会 / 欧洲抗风湿联盟痛风分类标准见图 6-9-1。

表6-9-1 高尿酸血症与痛风的诊断标准、治疗时机及目标值

概念	诊断标准	起始降尿酸药物治疗时机	目标值
高尿酸血症	无论男性还是女性，非同日2次血尿酸水平超过420μmol/L	无合并症：血尿酸≥540μmol/L时开始降尿酸药物治疗 有合并症，如高血压、脂代谢异常、冠心病，心糖尿病、肥胖、脑卒中、慢性肾功能不全、尿酸性肾石病、慢性肾功能损害（≥CKD2期）：血尿酸≥480μmol/L时开始降尿酸药物治疗	血尿酸<420μmol/L 血尿酸<360μmol/L
亚临床痛风	无症状高尿酸血症患者，关节超声、CT或双能X线检查发现尿酸钠晶体沉积和/或痛风性骨侵蚀	血尿酸≥480μmol/L时开始降尿酸药物治疗	血尿酸<360μmol/L
痛风	①至少发生1次关节肿胀、疼痛或触痛（确诊的必要条件）；②在关节或滑膜液中发现尿酸钠结晶或见如上充分条件；③若不符合如上充分条件，则依据条件、体征、实验室及影像学检查结果累计赋分≥8分可临床诊断痛风（图6-9-1）	血尿酸≥420μmol/L且合并下列任何情况之一时开始降尿酸药物治疗：痛风发作次数≥2次/年；合并痛风石、慢性痛风性关节炎、肾结石、慢性肾脏疾病、高血压、糖尿病、血脂异常、脑卒中、缺血性心脏病、心力衰竭；发病年龄＜40岁	血尿酸<300μmol/L
难治性痛风	具备下列3项中的1项： ①单用或联合应用常规降尿酸药物足量、足疗程，但血尿酸≥360μmol/L；②接受规范化治疗，痛风仍发作≥2次/年；③存在多发性和/或进展性痛风石		

适用标准（符合准入标准方可应用本标准）：存在至少 1 次外周关节或滑囊的肿胀、疼痛或压痛	
确定标准（金标准，无需进行分类诊断）：偏振片显微镜镜检证实在（曾）有症状关节或滑囊或痛风石中存在尿酸钠晶体	
分类标准（符合准入标准但不符合确定标准时）：累计 ≥ 8 分可诊断痛风	
临床特点	评分
受累关节分布：曾有急性症状发作的关节 / 滑囊部位（单或寡关节）	
踝关节或足部（非第一跖趾关节）关节受累	1
第一跖趾关节受累	2
受累关节急性发作时症状：①皮肤发红（患者主诉或医生查体）；②触痛或压痛；③活动障碍	
符合上述 1 个特点	1
符合上述 2 个特点	2
符合上述 3 个特点	3
典型的急性发作：①疼痛达峰 <24h；②症状缓解 ≤ 14d；③发作期间完全缓解：符合上述 ≥ 2 项（无论是否抗炎治疗）	
首次发作	1
反复发作	2
痛风石证据：皮下灰白色结节，表面皮肤薄，血供丰富；典型部位：关节、耳廓、鹰嘴滑囊、手指、肌腱（如跟腱）	
没有痛风石	0
存在痛风石	4
实验室检查	
血尿酸水平：非降尿酸治疗中、距离发作 > 4 周时检测，可重复检测：以最高值为准	
< 240μmmol/L	-4
240 ～< 360μmmol/L	0
360 ～< 480μmmol/L	2
480 ～< 600μmmol/L	3
≥ 600μmmol/L	4
关节液分析：由有经验的医生对有症状关节或滑囊进行穿刺及偏振片显微镜镜检	
未做检查	0
尿酸钠晶体阴性	-2
影像学特征	
（曾）有症状的关节或滑囊处尿酸钠晶体的影像学证据：关节超声"双轨征"，或双能 CT 的尿酸钠晶体沉积	
无（两种方式）或未做检查	0
存在（任一方式）	4
痛风相关关节破坏的影像学证据：手 / 足 X 线存在至少一处骨侵蚀（皮质破坏，边缘硬化或边缘突出）	
无或未做检查	0
存在	4

图6-9-1　2015年美国风湿病学会/欧洲抗风湿联盟
痛风分类标准

二、高尿酸血症及痛风管理总则

1. 建议所有高尿酸血症与痛风患者保持健康的生活方式。控制体重、规律运动；限制酒精及高嘌呤、高果糖食物的摄入；鼓励奶制品和新鲜蔬菜的摄入及适量饮水；不推荐也不限制豆制品（如豆腐）的摄入。

2. 建议所有高尿酸血症与痛风患者知晓并终身关注血尿酸水平的影响因素，始终将血尿酸水平控制在理想范围。血尿酸水平升高是高尿酸血症和痛风及其相关合并症发生、发展的根本原因。血尿酸长期达标可明显减少痛风发作频率、预防痛风石形成、防止骨破坏、降低死亡风险及改善患者生活质量，是预防痛风及其相关合并症的关键。

3. 建议所有高尿酸血症与痛风患者都应了解疾病可能出现的危害，并定期筛查与监测靶器官损害和控制相关合并症。

三、高尿酸血症及痛风的药物选择

1. **降尿酸药物选择** 选择降尿酸药物时，应综合考虑药物的适应证、禁忌证和高尿酸血症的分型。推荐别嘌醇、非布司他或苯溴马隆为痛风患者降尿酸治疗的一线用药。推荐别嘌醇或苯溴马隆为无症状高尿酸血症患者降尿酸治疗的一线用药。

（1）别嘌醇：是黄嘌呤氧化酶抑制剂，尤其适用于尿酸生成过多型患者。别嘌醇超敏反应的发生与 *HLA-B * 5801* 阳性存在显著相关性，且汉族人群携带该基因型概率为 10%～20%，因此国内外指南对 *HLA-B * 5801* 阳性患者均不推荐使用别嘌醇，有条件的地区在首次服用别嘌醇前最好检测 *HLA-B * 5801*。建议从小剂量起始，并根据肾功能调整起始剂量、增量及最大剂量。

（2）非布司他：是特异性黄嘌呤氧化酶抑制剂，有较好的降尿酸效果，尤其适用于慢性肾功能不全的患者。专家推荐起始剂量为 20mg/d，如果 2～4 周后患者血尿酸水平仍未达标，可增加 20mg/d，最大剂量为 80mg/d。轻、中度肾功能不全的患者无需调整剂量。但合并心脑血管疾病的老年人应谨慎使用，并密切关注心血管事件。

（3）苯溴马隆：通过抑制肾近端小管尿酸盐转运蛋白 1（URTA-1）抑制肾小管对尿酸的重吸收，以促进尿酸排泄，特别适用于肾尿酸排泄减少的高尿酸血症和痛风患者。有肾结石高危风险的患者不推荐使用，服用苯溴马隆时应注意大量饮水及碱化尿液。

2. 碱化尿液 碱化尿液是预防和溶解尿酸性肾结石的主要方法。常用药物为碳酸氢钠和枸橼酸制剂。当高尿酸血症与痛风患者晨尿 pH < 6.0 时，建议服用枸橼酸制剂、碳酸氢钠碱化尿液，使晨尿 pH 维持在 6.2～6.9 以降低尿酸性肾结石的发生风险和利于尿酸性肾结石的溶解。

3. 痛风急性发作期的抗炎镇痛 痛风急性发作期，应尽早使用小剂量秋水仙碱或非甾体抗炎药，对上述药物不耐受、疗效不佳或存在禁忌的患者推荐全身应用糖皮质激素。糖皮质激素在痛风急性发作期的镇痛效果与非甾体抗炎药相似，但能更好地缓解关节活动痛。为防止激素滥用及反复使用增加痛风石的发生率，糖皮质激素被推荐为二线镇痛药物，但对于慢性肾功能不全患者是一线用药，建议口服泼尼松 0.5mg/（kg·d），共 3～5d。其他激素，如地塞米松、倍他米松的用法按照等效抗炎剂量交换。

4. 合并症用药

（1）合并高血压：建议降压药物首选氯沙坦钾和/

或钙通道阻滞剂，不推荐噻嗪类和祥利尿剂等单独用于降压治疗。

（2）合并糖尿病：建议优先选择兼有降尿酸作用的降糖药物，次选不升高血尿酸的药物。目前已明确具有降尿酸作用的降糖药物主要有 α- 糖苷酶抑制剂、胰岛素增敏剂、DDP-4i、SGLT-2i 和二甲双胍等。

（3）合并血脂紊乱：非诺贝特抑制肾近端小管尿酸重吸收并促进其排泄，阿托伐他汀可促进尿酸排泄。当合并高三酰甘油血症时，降脂药物首选非诺贝特；合并高胆固醇血症时，降脂药物首选阿托伐他汀。

（刘晓慧）

第十节

结直肠癌

NAFLD 患者结直肠癌的发病率增加。因此，当符合筛查条件时，应建议脂肪肝患者进行肠镜检查。以下内容来自《中国早期结直肠癌筛查流程专家共识意见（2019，上海）》。

一、筛查对象

1．人群筛查（指统一组织检查） 50 ～ 75 岁人群，无论是否存在预警症状。

2．随机筛查（指个体检查） 无症状的一般个体，参照人群筛查年龄范围，可酌情放宽；有症状特别是有结直肠肿瘤预警症状的个体，不作年龄限制。推荐选用结直肠癌筛查评分 / 问卷进行结直肠癌风险评估（表 6-10-1，表 6-10-2）。

表6-10-1 结直肠癌筛查高危因素量化问卷

符合以下任何1项或1项以上者，列为高风险人群

1. 一级亲属有结直肠癌史

2. 本人有癌症史（任何恶性肿瘤病史）

3. 本人有肠道息肉史

4. 同时具有以下2项或2项以上者

（1）慢性便秘（近2年来便秘时间每年在2月以上）

（2）慢性腹泻（近两年来腹泻累积持续超过3个月，每次发作持续时间都在1周以上）

（3）黏液血便

（4）不良生活事件史（发生在近20年内，并在事件发生后对调查对象造成较大精神创伤或痛苦）

（5）慢性阑尾炎或阑尾切除史

（6）慢性胆道疾病史或胆囊切除史

表6-10-2 随机筛查风险问卷

有以下6种情况之一，可作为高危个体

有消化道症状，如血便、黏液便及腹痛者；不明原因贫血或体重下降

曾有结直肠癌病史者

曾有结直肠癌癌前疾病者（如结直肠腺瘤、溃疡性结肠炎、克罗恩病、血吸虫病等）

有结直肠癌家族史的直系亲属

有结直肠息肉家族史的直系亲属

有盆腔放疗史者

二、筛查方法

1. 免疫化学法粪便隐血试验（fecal immunochemical test，FIT），建议每年1次。

2. 粪便DNA检测，建议每1～3年1次。

3. 结肠镜检查，建议每5～10年1次。

（张　晶）

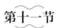

第十一节

肌少症

肌少症（sarcopenia）又称肌肉衰减综合征，是指与年龄增长相关的进行性全身肌量减少和肌强度下降以及肌肉生理功能减退而引起的综合征。其根源是一生中不断累积的不良肌肉变化。肌少症在老年人中很常见，但也可能发生在生命早期。肌少症与脂肪肝发生发展密切相关，但因果关系不明。一项前瞻性研究证明肌少症患者脂肪肝发病率增加。一项系统综述显示，肌少症可使脂肪肝风险增加 1.5 倍。

肌肉质量和力量一般在青少年时期增加，在中年时期保持，然后随着年龄的增长而减少。在成年早期（20 ～ 40 岁），男性达到最高水平，高于女性。据估算，超过 50 岁后，腿部肌肉量每年下降 1% ～ 2%，力量每年下降 1.5% ～ 5%。

肌少症筛查目前没有明确的筛查工具，也缺乏统一的诊断标准，各指南中应用的诊断界值也不完全相同。得到公认的是，肌肉力量、肌肉质量和日常活动能力是评估及诊断肌少症的核心指标。

一、肌少症的筛查

1. **筛查对象**　指南有条件地推荐 65 岁及以上老年人应每年进行 1 次肌少症的筛查，或者在发生相关健康事件（如跌倒导致住院）之后进行筛查。

2. **筛查方法**　2018 年欧洲肌少症指南推荐，应用简易五项评分问卷（SARC-F）作为筛查工具（表 6-11-1），以引导患者对潜在肌少症进行自我报告。SARC-F 问卷识别肌少症的灵敏度中等，但特异度较高。

表6-11-1　简易五项评分问卷（SARC-F）量表

序号	检测项目	询问方式
1	S（strength）：力量	搬运10磅重物是否困难，无困难计0分，偶尔有困难计1分，经常或完全不能计2分
2	A（assistance in walking）：行走	步行走过房间是否困难，计分同上
3	R（rise from a chair）：起身	从床上或椅子上起身是否困难，计分同上
4	C（climb stairs）：爬楼梯	爬10层楼梯是否困难，计分同上
5	F（falls）：跌倒	1～3次计1分，≥4次计2分

注：总分≥4分为阳性，需要进一步进行肌少症相关评估（即肌肉力量、肌肉质量、躯体功能评估）。

二、肌少症的诊断标准

1. 2018年欧洲指南老年人肌少症诊断标准见表6-11-2。

表6-11-2　2018年欧洲指南老年人肌少症诊断标准

符合条件（1）可能为肌少症；符合条件（1）+（2）可以确诊肌少症；若（1）（2）（3）均满足，则诊断为严重肌少症。
（1）肌肉力量低下
（2）肌肉质量不足
（3）躯体功能低下

2. 2018年欧洲老年人肌少症工作组（EWGSOP2）肌少症诊断临界值见表6-11-3。

表6-11-3　EWGSOP2肌少症诊断临界值

界值	男性	女性	
握力	＜27.0kg	＜16.0kg	肌肉力量评估
起坐试验	5次＞15s	5次＞15s	
ASM	＜20.0kg	＜15.0kg	肌肉质量评估
ASM/身高^2	＜7.0kg/m^2	＜6.0kg/m^2	
步速	≤0.8m/s	≤0.8m/s	躯体功能评估
SPPB	≤8分	≤8分	
TUG	≥20s	≥20s	
400m步行	未完成或≥6min完成	未完成或≥6min完成	

　　注：ASMM，appendicular skeletal muscle mass 四肢骨骼肌质量；SPPB：short physical performance battery，简易体能状况量表；TUG：timed-up-and-go test，起立-行走计时测试。

　　1）肌肉力量评估：手持握力计可用于测量双手握力，为评估肌肉力量的首选方法。目前应用最广泛且可信度高的握力测量仪为 JAMAR 握力计，左右手分别测量 3 次取最大值。欧洲老年人肌少症工作组（EWGSOP2）2018 年共识推荐肌少症的握力诊断界值为：男性＜27.0kg，女性＜16.0kg；亚洲肌少症工作组（AWGS）2019 年共识推荐的界值为：男性＜28.0kg，女性＜18.0kg。共识指出也可通过 5 次起坐时间评估肌肉力量。EWGSOP 2018 年共识推荐起坐试验平均＞15s，AWGS 2019 年共识推荐＞12s 作为肌少症肌肉力量评估的诊断界值。

　　2）肌肉质量评估：MRI 和 CT 是无创评估肌肉质量的金标准。此外还有全身双能 X 线吸收仪（DXA）和生物电阻抗分析（bioimpedance analysis，BIA）法。

DXA 扫描因其无创、费用低廉、操作简便、辐射剂量少，并且能够精确区分全身以及局部肌肉、脂肪、骨骼而在临床上广为应用，成为当前评估骨骼肌质量的首选方法。

BIA 根据全身的导电性得出肌肉质量的估计值，不是直接测量。

肌肉质量受体型影响，因此常需要对 ASM 进行校正，例如身高、体重或 BMI。对于哪种校正更可取，以及是否同样的方法可以用于所有人群目前尚有较大争议。

韩国的流行病学调查采用肌肉减少指数（sarcopenia index，SI）定义肌少症。用 BIA 测量 ASM，SI= 总 ASM（kg）/BMI（kg/m^2），界值为男性＜ 0.789，女性＜ 0.521。用体重来校正，ASM%=ASM（kg）/ 体重（kg）×100，界值为男性＜ 29.1，女性＜ 23.0。

EWGSOP 2018 年共识建议采用身高的平方来校正：骨骼肌指数（SMI）=ASM（kg）/ 身高的平方（m^2），界值为男性＜ $7.0kg/m^2$，女性＜ $6.0kg/m^2$。AWGS 2019 年共识建议采用 DXA 测量 ASM 时，SMI 诊断界值定为男性＜ $7.0kg/m^2$，女性＜ $5.4kg/m^2$；用 BIA 测量时，界值为男性＜ $7.0kg/m^2$，女性＜ $5.7kg/m^2$。

3）躯体功能评估：目前躯体功能评估的方法主要有步速、简易体能状况量表（short physical performance battery，SPPB）、起立 – 行走计时测试（timed–up and go test，TUG）等方法。

4m 步速测试：EWGSOP 2018 年共识推荐单一的界值≤ 0.8m/s 作为严重的肌少症指征。AWGS 2019 年共识以 6m 步速≤ 1.0m/s 反映行动缓慢，将步速界值提高至 1.0m/s。《中国老年人肌少症诊疗专家共识（2021）》推荐采用 6m 测试。

SPPB：是包含步速、平衡测试和起立 – 行走计时测试在内的一个复合测试，总分 12 分，得分 ≤ 8 分代表躯体功能低下。

TUG 测试：测量受试者从高度约 46cm 的座椅上起立，以最快、最稳的速度完成 3m 往返步行，最后重新坐回椅上的时间，测量至少重复 2 次，记录最短时间。时间 ≥ 20s 代表躯体功能低下。

400m 步行测试：评估受试者步行的能力和耐力，要求受试者尽快完成 20 圈步行，每圈 20 米，测试期间允许休息 2 次。EWGSOP 2018 年共识推荐步行时间 ≥ 6min 或不能完成代表躯体功能低下。

4）老年人肌少症筛查评估流程：见图 6-11-1（来自 EWGSOP 2018 年共识）。

三、肌少症的治疗原则

目前肌少症的治疗主要依靠营养干预和运动干预，尚无专门的治疗药物。

1. 营养干预

1）蛋白质：老年人常存在蛋白质缺乏。中国老年营养分会专家共识提出：老年人蛋白质的推荐摄入量为 1.0 ～ 1.5g/（kg·d），其中优质蛋白质应 ≥ 50%。优质蛋白包括动物蛋白及乳清蛋白，且优质蛋白富含亮氨酸和谷氨酰胺，亮氨酸能够促进骨骼肌蛋白合成，谷氨酰胺则能抑制蛋白分解，两者协同其他营养物质可在一定程度上逆转老年人肌肉质量及功能的减退。

2）活性维生素 D：老年人活动能力降低、握力和腿部力量下降与血清维生素 D 水平密切相关。补充维生素 D 可改善老年人的四肢肌力、起立步行速度和肌肉力量。维生素 D 补充剂量达到 700 ～ 1 000IU/d 可使老年人跌倒风险降低 19%。可通过日晒、食物摄取或遵医嘱服用维生素等方式补充维生素 D。

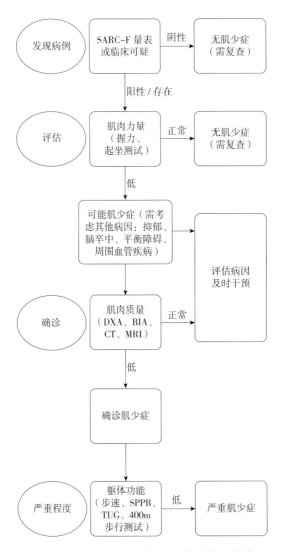

图6-11-1　2018年欧洲老年人肌少症工作组肌少症
评估流程图

2. 运动干预

肌少症的一线治疗方案为循序渐进地以抗阻运动为主的体能锻炼。抗阻运动指通过外部阻力如哑铃、自由负重、体重本身等能产生骨骼肌收缩的身体活动，有效改善肌少症患者的肌肉力量、质量以及身体功能。老年人对运动的坚持度很低，临床医生为老年人开具运动处方时，应与其本人的目标和意愿一致，同时考虑运动的强度、运动量以及进度。很多有氧运动可提高骨骼肌的肌力，例如太极拳、游泳、骑自行车、快步走、慢跑等，有氧运动可协同抗阻运动改善老年人的肌量和肌力。

（刘晓慧）

第十二节

脂肪肝及肥胖患者心理障碍

一、躯体与精神（心理）的关系

临床各科室都会面临各种各样的躯体症状。躯体症状是与组织损伤和潜在损伤相关的不愉快的主观体验。这种"感受"的产生既与"损伤"或"潜在损伤"有关，又与个体的体验有关。任何躯体症状的产生都不是纯生物源性的，总是与其认知、情感、个性等心理因素相关。心身医学研究发现：躯体症状①是躯体组织或器官对外界环境的诉求；②是缓解内心冲突的重要途径；③是情绪本身；④是个体对躯体感受的负性解读；⑤是学习或模仿的结果。由此可见，躯体症状的意义不仅是提示躯体疾病，同时也可作为提示精神障碍、心理异常、个性特征的证据。

当上述精神心理问题超出患者的承受或调节能力，并持续一段时间，对其生活和社会功能造成影响，需要医学处理时，则符合精神（心理）障碍的诊断标准。《中华人民共和国精神卫生法》第二十九条规定"精神障碍的诊断应当由精神科执业医师作出"。故综合医院非精神科医生只可作出"精神状态学"或综合征诊断，例如"焦虑状态""抑郁状态"等，但需要精神科专业医师对精神障碍进行识别和处置，以使患者得到全方位医学干预。

躯体疾病与精神（心理）障碍的关系错综复杂，有时还会相互重叠，主要表现为：

1. 躯体疾病伴发的心理反应 任何异常检查结果或疾病诊断对于个体来说都是一次应激，可产生心理压力和各种情绪反应，这些都是正常反应，任何人都渴望自己处于健康状态。随着时间推移或经过自我调适，心理反应可逐渐缓解。如果这些心理反应持续存在，妨碍学习、生活和工作，则需要进行心理干预。

2. 躯体疾病所致精神障碍 躯体疾病或代谢异常均可影响大脑功能，导致精神障碍的发生。

3. 躯体疾病共病精神障碍 患者可以同时患有躯体疾病和精神障碍，导致症状错综复杂，诊断和治疗都较为棘手。

4. 心身相关障碍（心身疾病） 人是心身合一的整体，不可分割。从许多躯体器官病变或功能障碍的发生发展和转归上都能看到心理社会因素起重要作用。同样，脂肪肝及肥胖也都属于心身疾病。

5. 物质所致精神障碍 包括精神活性物质（乙醇、阿片类物质、镇静安眠药、各种毒品、兴奋剂等）和其他药源性精神障碍。治疗躯体疾病的药物对中枢神经系统的不良影响在临床上并不少见，常见有药源性癫痫、药源性头痛、药源性认知功能障碍、药源性意识障碍、药源性脑病、药源性脑血管疾病、药源性锥体外系疾病及药源性精神障碍等，例如抗病毒药可诱发幻觉、妄想；激素可诱发躁狂；干扰素可诱发抑郁、自杀等。

二、脂肪肝及肥胖患者常见心理障碍的临床表现

大量研究表明，NAFLD 与生活质量显著下降、抑郁、焦虑关系密切。NAFLD 患者在诊断后 10 年抑郁症和焦虑症的发病风险为对照组的 1.21 倍和 1.23 倍，特别是女性。抑郁可能增加 NAFLD 的发病风险，并与 NAFLD 的严重程度有关。部分研究还认为，NAFLD 患者有早期或轻微的认知功能下降（包括视觉空间和执行功能领域）、记忆障碍、注意力下降、缺乏责任心、高度神经质以及广泛性焦虑症。儿童青少年 NAFLD 患者表现为负面心理（抑郁、自卑，与健康相关的生活质量得分较低）。

在行为方面，低体力活动、体育锻炼不足、熬夜、午睡时间过长均与 NAFLD 有关。一项研究表明，NAFLD 患者日常生活中可能经历的行为困难涉及八个身体功能领域：穿衣、起床、吃饭、走路、卫生、伸展、握力和活动。对跌倒的恐惧很大程度上影响了患者对体力活动的参与，而体力活动对 NAFLD 治疗至关重要。

减重可显著改善 NAFLD 患者的生活质量。体重指数每下降 5%，调整后的生活质量就会提高 10%。NASH 且无晚期纤维化的非 T2DM 患者最有可能从减肥中获得生活质量益处。治疗抑郁症也有助于减重。但是，在行为改变方面，NAFLD 患者动力不足。在行为改变的 6 个阶段中（预感、沉思、准备、行动、维持、终止），大约 50% 的 NAFLD 患者在运动行为中处于沉思前或沉思阶段。

1. 焦虑障碍 焦虑障碍（anxiety disorder）是以焦虑综合征为主要临床表现的一组精神障碍。指在缺乏相应客观因素情况下，表现为顾虑重重，紧张恐惧，甚至搓手顿足，似有大祸临头，惶惶不可终日，伴有心悸、出汗、手抖、尿频等自主神经功能紊乱症状。严重的急性焦虑发作，称惊恐障碍，患者常有濒死感、失控感，伴有呼吸困难、心跳加快等自主神经功能紊乱症状。遗传因素、个性特征及心理社会因素在焦虑障碍的发病中起重要作用。

2. 抑郁障碍 抑郁障碍（depressive disorder）是一种常见的心境障碍，可由各种原因引起，以显著而持久的心境低落为主要临床特征，且心境低落与其处境不相称，临床表现可以从闷闷不乐到悲痛欲绝，甚至发生木僵；部分病例伴有明显焦虑和运动性激越；严重者可出现幻觉、妄想等精神性症状。多数病例有反复发作的倾向，每次发作大多可以缓解，部分可有残留症状或转为慢性。

抑郁障碍的核心症状包括：①心境低落；②兴趣减退或愉快感丧失；③精力下降或疲劳感。伴随症状包括：①集中注意和注意的能力降低；②自我评价低；③自罪观念和无价值感；④认为前途黯淡悲观；⑤自伤或自杀观念或行为；⑥睡眠障碍；⑦食欲下降。

3. 睡眠障碍 睡眠障碍（sleep disorders）是由多种因素引起（常与躯体疾病有关），睡眠和觉醒正常节律性交替紊乱，造成睡眠质与量的异常以及睡眠中出现异常行为，常见的睡眠障碍性疾病有失眠症、阻塞性睡眠呼吸暂停综合征、不安腿综合征、发作性睡病、Kleine-Levin综合征、梦游、夜惊及夜尿症等。

脂肪肝和肥胖患者常见以下三种睡眠障碍：

1）失眠症：失眠症（insomnia）指尽管有合适

的睡眠机会和睡眠环境，依然对睡眠时间和/或质量感到不满足，并且影响日间社会功能的一种主观体验。主要症状表现为入睡困难（入睡潜伏期超过30min）、睡眠维持障碍（整夜觉醒次数＞2次）、早醒、睡眠质量下降和总睡眠时间减少，同时伴有日间功能障碍（主要包括疲劳、情绪低落或激惹、躯体不适、认知障碍等）。失眠根据病程分为：短期失眠（病程＜3个月）和慢性失眠（病程≥3个月）。有些患者失眠症状反复出现，应按照每次出现失眠持续的时间来判定是否属于慢性失眠。

2）阻塞性睡眠呼吸暂停低通气综合征：见第六章第十三节相关内容。

3）不安腿综合征：不安腿综合征（restless leg syndrome，RLS）表现为强烈活动双腿的愿望，常伴有各种不适的感觉症状；静息时出现或加重；活动后部分或完全缓解；傍晚和夜间加重。

4. 躯体症状障碍 躯体症状障碍（somatic symptom disorders，SSD）是综合医院临床科室最常遇到的疾病之一，这类患者常年受各种躯体症状困扰，频繁奔波于各级医院的不同科室，不仅工作、学习和生活受到影响，还造成大量医疗资源浪费。患者不仅存在1种及以上令人困扰的躯体症状；且存在对症状或对健康问题过度的想法、感受和行为；被1个或多个症状困扰的时间超过6个月。可在多个因素共同影响下形成过度医疗（"逛"医行为）。该诊断概念经历了多次变迁，由早期基于生物医学模式的"医学无法解释症状"即"查无实据"或没有器质性病理变化的躯体症状，到后来的"躯体形式障碍"，其内涵与外延均有不同，造成诊断的异质性很大。

5. 进食障碍 根据肥胖的心身理论（psychosomatic theory of obesity），食物被用作面对消极影响时的一种情绪防御，而且已有研究发现，个体感知到较高的生活事件压力与较高的脂肪消耗和不健康的零食量有关，并且在生活事件影响下，个体不仅消耗更多的高热量食物，进食速度也更快，认为可以通过饮食来克服压力。

进食障碍（eating disorder，ED）是指以反常的摄食行为和心理紊乱为特征，伴显著体质量改变和 / 或生理、社会功能紊乱的一组综合征。属于一种谱系障碍，若连续谱的左端为"食欲过度控制"，右端为"食欲控制丧失"，则厌食症、贪食症、暴食症便从左到右分布在该连续谱上。此三类疾病的主要鉴别要点是体质量分别为过低、正常、轻微超重、肥胖。

6. 双相障碍 双相障碍（bipolar disorder，BD）也称双相情感障碍，指反复（至少两次）出现躁狂或轻躁狂、抑郁的交替发作、混合发作，可伴有精神病性症状。躁狂发作时，表现为情感高涨、兴趣与动力增加，言语行为增多；而抑郁发作时则出现情绪低落、兴趣减少、疲乏、思维行为迟滞等核心症状。病情严重者常共患 / 共病焦虑症状和物质滥用，在发作高峰期还可出现敏感、多疑甚至幻觉、妄想，或紧张性症状等精神病性症状。

双相障碍一般呈发作性病程，躁狂和抑郁常以反复循环、交替往复或不规则等多样形式出现，但也可以混合方式存在。躁狂发作持续 1 周以上，抑郁发作持续 2 周以上。病程多形演变，发作性、循环往复性、混合迁延性、潮起潮落式的病程不一，并对患者的日常生活及社会功能等产生不良影响。多次发作之后会出现发作频率加快、病情越发复杂等现象。在所有精神障碍中双相障碍的自杀率最高。

意大利学者 Giulio Perugi 及其团队发现，抑郁共病肥胖须警惕双相障碍可能。因为与其他患者相比，肥胖的抑郁患者罹患双相障碍而非单相抑郁的比例更高。双相抑郁包含一些食欲增加、过量进食、活动减少及体重增加等不典型症状。

7. 酒精相关障碍 部分 NAFLD 或肥胖患者长期慢性饮酒，可伴发酒精相关障碍（alcohol-related disorders）。出现急性酒精中毒、酒精有害使用、酒精依赖、酒精戒断综合征、酒精性震颤－谵妄、酒精所致精神病性障碍、韦尼克脑病、科萨科夫综合征、酒精所致人格改变、酒精所致痴呆症、间发性酒狂等多种酒精相关精神障碍表现；另有相关神经系统、心血管系统、消化系统等多系统和脏器损害的酒精相关躯体障碍表现。研究发现，酒精相关精神障碍还与其他精神障碍（惊恐障碍、社交焦虑、广泛性焦虑、创伤后应激障碍、抑郁障碍、恶劣心境、双相障碍、注意缺陷障碍等）共同存在，使临床表现纷繁复杂，临床诊断和治疗更加困难。

8. 游戏障碍 游戏障碍（gaming disorder）指一种持续或反复使用电子或视频游戏的行为模式，表现为游戏行为失控，游戏成为生活中优先行为，不顾不良后果继续游戏行为，并持续较长时间。超重肥胖者，尤其是青少年，往往会通过不成熟的应对方式（例如沉迷网络游戏）来逃避负性情绪的影响。他们普遍对自己的体重和体形感到不满意，同时，也因为体形臃肿与活动不便，容易遭受来自同辈人的嘲笑与讽刺，而网络的隐蔽性和虚拟性能为其提供退避和幻想的空间。网络依赖程度严重的个体，往往在面临现实社会或遭遇挫折时缺乏有效的应对方式，多采用退避、自责、幻想等消极应对方式，进而导致情绪性进食、孤独、抑郁和焦虑等不良行为与情绪问题。

三、如何发现和识别脂肪肝及肥胖患者心理障碍

1. **以患者为中心**，充分尊重患者，善用沟通技巧，坚持三不原则：①不陷入争辩；②不轻易打断；③不对患者所述进行法律和道德评判。

2. **察言观色**，全面了解病史，评估冲动攻击、自伤自杀风险。

3. **寻求知情者帮助**　有些患者不善于或不屑于表达自己的内心想法，这时候可以询问陪诊人员，往往是家属或同事，对患者比较了解，常常直接和医生表达："你赶紧给他看看，他取完化验单，好几宿没睡好了""这脂肪肝没大事吧，他总提心吊胆的，跟得了绝症似的""她觉得大家都笑话她是个大胖子，都不敢出门了"，顺着这些线索，启发患者表达内心的感受和顾虑。

4. **简易心理评定量表**　在综合医院，由于患者众多、就诊时间有限，让来访者填写心理评定量表的方式颇受欢迎，这样医护人员可以有针对性地筛查出有心理问题的患者。常用的自评量表有患者健康问卷（PHQ-9）、广泛性焦虑筛查问卷（GAD-7，GAD-2）、匹兹堡睡眠质量指数问卷（PSQI）等。每个评定量表都有评分标准，但绝不能代替诊断，仅供筛查参考。量表与"体温计"不完全一样，受许多心理社会因素的影响，自评量表不一定能够真实反映填表者的内心状况，例如患者可受不同心理防御方式（投射、暗示等）影响，或希望得到家人和医生的关注，或有较强烈的病耻感（尤以心理问题为耻），或心理问题过于严重，妨碍了患者的思维和情感表达，患者会"有意"或"无意"地夸大症状或掩饰症状，造成量表结果出现偏倚。

5. 精神科会诊和转诊 综合医院的临床科室都会遇到精神科的问题，需要请精神科医师协助处理，因而有了会诊联络精神医学（consultation liaison psychiatry）的发展。"会诊"指在综合医院为非精神科专业的其他临床学科提供服务，会诊内容包括识别和处理躯体疾病与精神障碍的共病问题、由于各种原因在非精神科就诊的精神障碍问题和因躯体疾病在综合医院接受治疗的精神疾病等。会诊原因包括情绪症状、精神症状、认知问题、睡眠障碍、不能解释的躯体症状、不配合治疗、自杀问题、既往精神病史等多个方面。"联络"指精神科医生作为临床医疗成员之一，与临床医务人员一起为患者提供生物、心理和行为医疗服务；而且还开展对临床医务人员的精神卫生知识的教学，对患者及其家庭的健康教育，以及相关科研工作。

需要精神专科会诊的情形主要有：①谵妄状态；②严重睡眠障碍；③重度焦虑、激越；④重度抑郁发作；⑤幻觉、妄想等精神病性症状；⑥出现自杀观念、自杀企图或自杀行为；⑦评估有肇事肇祸或冲动攻击风险；⑧酒精或药物依赖、戒断反应；⑨怀疑双相情感障碍、人格障碍等。

必要时向精神专科转诊：由于社会普遍对精神障碍存在病耻感，或患者共病较多较重的躯体疾病，必须权衡获益和风险，在充分告知与沟通下进行，这需要很高的技巧，是一项具有挑战性的工作。医生要站在和患者一起解决问题的角度，充分挖掘患者的求助动机，进行全面、客观分析，特别是告知风险评估结果与相应的利害关系，在建立好医患治疗联盟的基础上争取患者配合，使患者的精神心理问题得到更专业、更安全有效的解决。

四、NAFLD 及肥胖患者伴发的心理障碍治疗原则

1．建立稳定、协作的治疗联盟 和谐的医患关系和稳固的治疗联盟有利于提高患者的信任程度和治疗依从性，医护人员无论在告知病情、协商治疗方案还是实施检查治疗过程中，均应基于平等、尊重、保护隐私的基础，运用各种沟通技巧，关注和识别患者的心理社会线索，并在合适的阶段有技巧地帮助患者建立心身联系，使患者能够多维度、全方位地调整自身状态，形成良性互动，实现心身同治。

2．积极治疗原发躯体疾病 从病因学角度出发，积极治疗原发躯体疾病，停用可能引起相关精神障碍的药物。一般在原发躯体疾病得到有效治疗后，大部分精神症状可以缓解。对于精神症状严重，导致治疗困难的患者，可以联合精神类药物对症治疗。

3．心理治疗 根据躯体疾病的性质和严重程度选择适合的心理治疗方法。针对脂肪肝及肥胖患者，常选择支持性心理治疗、认知行为治疗、问题解决疗法（problem solving therapy，PST）、人际心理治疗（interpersonal psychotherapy，IPT）等，还可进行家庭治疗、集体心理治疗等。

1）支持性心理治疗：是各种特殊心理治疗的基础，较易被患者接受。耐心倾听患者诉求，解答患者疑虑，给予支持、疏导、安慰、鼓励，帮助患者良好应对疾病过程中出现的社会心理问题，使其情绪趋于稳定，增强适应能力。

2）认知行为疗法：认知行为疗法（cognitive-behavioral therapy，CBT）是抑郁障碍、焦虑障碍等精神障碍公认有效的常规心理疗法。其通过纠正患者的认知扭曲，打破负性思维、情感和行为之间的循

环,达到改善症状的目的。CBT 可以改变患者对肥胖和体重控制的观点和知识,建立信念;同时鼓励患者采取有效减轻并维持体重的行为措施。通常包括自我管理(如饮食日记)、控制进餐过程、强化认知的技巧等。

团体认知行为治疗(group cognitive-behavioral therapy,GCBT)指以团体的形式完成认知行为治疗。相比于个体治疗,团体本身提供了天然的支持团队:患者不仅能得到治疗师的指导和帮助,而且能获得团队成员的支持,还可以利用集体成员间的互动解决患者存在的许多共同心理问题。GCBT 还可节约医疗资源,是一种成本效益比更高的治疗方法。目前,GCBT 受到越来越多临床研究者的关注。重视小组内患者的人际支持,促使患者在互动中相互观察、学习、监督、促进,这些均有利于降低病耻感、提高治疗依从性、强化治疗效果和促进社会功能恢复。

另外,虚拟现实技术经过近 20 年的理论与临床研究以及虚拟现实软件的更新迭代,已作为一种安全可行的治疗工具被整合到肥胖患者的认知行为治疗中,成为长期维持体重减轻的重要干预手段,效果与潜力值得期待。

3)正念减压疗法:正念减压疗法(mindfulness-based stress reduction,MBSR)由美国麻省理工学院乔·卡巴金博士于 1990 年创立,是一种通过对一系列感知行为训练,使患者以非批判性思维,接受当下,觉察这一压力所带来的负面情绪,是近 30 年来被逐渐广泛应用于心身领域的一种压力、情绪、症状的管理方法。正念冥想、呼吸训练等,可使患者以非批判性思维觉察自己对压力的反应,改变患者对躯体症状的感知。通过训练,患者的负性思维和情绪得以缓解,心理韧性提高,从而改善心理状态。

4．精神类药物治疗　如果患者的精神症状持续一段时间，影响到患者的社会功能，或给患者造成持续的心理痛苦，可以在系统评估、密切监测下酌情使用抗焦虑药、抗抑郁药、镇静催眠药、心境稳定剂等精神类药物。选药时宜遵循"STEPS"原则：①安全性（safety）；②耐受性（tolerability）；③疗效（efficacy）；④费用（payment）；⑤使用简便性（simplicity）。严密监测药物不良反应和药物之间相互作用。

5．行为矫正治疗　行为矫正治疗可以帮助患者认识并改善不良的生活方式。世界卫生组织研究发现：个人的健康和寿命15%取决于遗传因素，10%取决于社会因素，8%取决于医疗条件，7%取决于气候影响，而60%取决于自身行为。这充分说明，个体的健康主要与自己做出的与健康有关的选择相关，而且选择健康的生活方式必须一以贯之，贵在坚持，因为肥胖是一种慢性疾病，体重管理需要终身。

6．多学科团队的有效合作　患者的全面康复依赖于多学科团队的通力配合。整合医疗资源，兼顾患者生物 – 心理 – 社会各个层面，注重各学科间的平等协作关系需要贯穿患者治疗与康复过程的始终。

（韩笑乐）

第十三节

阻塞性睡眠呼吸暂停低通气综合征

阻塞性睡眠呼吸暂停低通气综合征（obstructive sleep apnea–hypopnea syndrome，OSAHS）导致间歇性低氧血症，与肥胖、血脂紊乱、糖代谢异常密切相关。OSAHS患者发生NAFLD的风险增加2倍，伴有 OSAHS 的 NAFLD 患者发生 NASH 进展的风险增加 2 倍。OSAHS 与肝组织学改变及 AST、GGT、CRP 等呈正相关。

一、概念

睡眠呼吸暂停指睡眠过程中口鼻呼吸气流消失或明显减弱（较基线幅度下降 ≥ 90%），持续时间 ≥ 10s。睡眠呼吸暂停包括阻塞性睡眠呼吸暂停、中枢性睡眠呼吸暂停和混合型睡眠呼吸暂停。临床中发病最多的为 OSAHS，是具有潜在危险的一种源头性疾病，其定义为成人在 7h 夜间睡眠时间内，至少有 30 次呼吸暂停，每次发作时口鼻气流停止至少 10s；呼吸暂停时氧饱和度下降 4% 以上；或呼吸暂停低通气指数（apnea index，AHI）即每小时呼吸暂停低通气的平均次数大于 5 次。睡眠呼吸暂停是高血压、冠心病、心肌梗死及脑卒中等疾病发生的独立危险因素。

二、症状

几乎所有患者白天、夜间睡眠后都有高调鼾声，是最主要的症状。

困倦、非恢复性睡眠、乏力或失眠；因憋气或喘息从睡眠中醒来；同寝室或其他目击者报告患者在睡眠期间存在习惯性打鼾、呼吸中断或二者皆有。

三、高发人群

1. **肥胖** BMI ≥ 30kg/m²。肥胖者容易发生 OSAHS 的原因包括：肥胖者舌体肥厚，软腭和悬雍垂咽壁有过多脂肪沉积，导致气道堵塞；肥胖者肺体积减小，从而导致肥胖性肺换气不足综合征。

2. **年龄** 成年后随年龄增长 OSAHS 患病率增加；女性绝经后患病者增多，70 岁以后患病率趋于稳定。老年人组织松弛、肌张力减退导致咽壁松弛、塌陷内移，造成呼吸道狭窄或阻塞，发出鼾声并导致低通气。

3．性别 生育期内男性患病率明显高于女性。

4．体征 肥胖，颈粗短。

其他高危因素包括家族史、吸烟和应用镇静安眠药物等。

四、诊断与治疗

诊断治疗应由专科医生进行。对于肥胖的NAFLD患者，医生应询问相关症状并建议必要时转诊。减重是治疗手段之一。白天避免过度劳累、侧卧位睡眠、适当抬高床头有助于减轻症状。

（鲍诗平）

第十四节

多囊卵巢综合征

多囊卵巢综合征（polycystic ovary syndrome，PCOS）以慢性无排卵（排卵功能紊乱或丧失）和高雄激素血症（女性体内男性激素产生过剩）为特征，主要临床表现为月经周期不规律、不孕、多毛和/或痤疮，是最常见的女性内分泌疾病，严重影响患者的生命质量、生育及远期健康，临床表现呈现高度异质性。高发年龄为20～35岁，在育龄妇女中占5%～10%，有28%的肥胖女性患PCOS，仅5%瘦弱女性患PCOS。

PCOS病因尚不明确，常呈现家族群聚现象。PCOS与胰岛素抵抗、T2DM等代谢异常密切相关。肥胖者占PCOS患者的30%～60%。PCOS的肥胖表现为腹型肥胖，甚至非肥胖的 PCOS 患者也表现为血管周围或网膜脂肪分布比例增加。PCOS 女性患脂肪肝风险增加 3.3 倍，且病理评分更高。但在没有高雄激素血症的患者中，PCOS 和 NAFLD 之间没有关联。

一、临床表现

1. 月经异常及排卵异常 月经异常可表现为周期不规律（即初潮 2 年后仍不能建立规律月经）、月经稀发（即周期 ≥35d）、量少或闭经（停经时间超过 3 个以往月经周期或 ≥6 个月）、不可预测的出血、排卵异常（表现为稀发排卵，即每年 ≥3 个月不排卵，或无排卵）。

2. 高雄激素的临床表现 包括多毛、痤疮、脱发、男性化体征等。

3. 胰岛素抵抗相关的代谢异常 如肥胖、黑棘皮病、糖代谢异常、脂代谢异常、高血压及更高的心血管病风险。

二、临床诊断

1. 育龄期及围绝经期 PCOS 的诊断

（1）疑似 PCOS：月经稀发或闭经或不规则子宫出血是诊断的必需条件。另外再符合下列 2 项中的 1 项：①高雄激素临床表现或高雄激素血症。②超声下表现为多囊卵巢（polycystic ovarian morphology，PCOM）。PCOM 是超声检查对卵巢形态的 1 种描述，其定义为：一侧或双侧卵巢内直径 2 ～ 9mm 的卵泡数 ≥12 个，和 / 或卵巢体积 ≥10ml（卵巢体积按 0.5× 长径 × 横径 × 前后径计算）。

（2）确诊 PCOS：具备上述疑似 PCOS 诊断条件后还必须逐一排除其他可能引起高雄激素的疾病和引

起排卵异常的疾病才能确诊 PCOS。

2. 青春期 PCOS 诊断 必须同时符合以下 3 项指标：①初潮后月经稀发持续至少 2 年或闭经；②高雄激素临床表现或高雄激素血症；③超声下 PCOM 表现。同时应排除其他疾病。

三、治疗方法

内科医生应注意有 PCOS 临床表现的患者，必要时进行初筛和转诊，并与妇产科医生共同制定治疗方案。

（柳雅立）

第十五节

胆囊结石

胆囊结石是常见临床疾病，胆囊结石分为胆固醇结石或以胆固醇为主的混合型结石和胆色素结石，中国人群中胆固醇结石占 70% 以上。随着人民生活水平不断提高、饮食结构的改变，胆囊结石发病率不断增加。胆囊结石和 NAFLD 有共同的发病机制，因此 NAFLD 患者胆囊结石发病率较高。

一、流行病学

流行病学研究表明，胆囊结石患病率为 2.3% ～ 6.5%，女性患病率高于男性，男女比例为 1 : (1.07 ～ 1.69)。一项覆盖 24 个省份的大型调查显示，20 ～ 29 岁人群胆囊结石患病率为 1.1%，30 ～ 39 岁人群患病率为 2.6%，40 ～ 49 岁人群患病率为 4.4%，50 ～ 59 岁人群患病率为 8.0%，60 ～ 69 岁人群患病率为 8.3%，70 岁以上人群患病率为 11.2%。

二、危险因素

油腻饮食、肥胖、脂肪肝、糖尿病、高血压、高脂血症、缺乏运动、不吃早餐和胆囊结石家族史等是胆囊结石的危险因素。

三、发病机制

胆囊结石形成机制复杂多样，胆囊运动功能受损在胆囊结石的发病中起关键作用。肥胖、糖尿病、高脂血症及 IR 是导致胆囊收缩性发生改变的主要危险因素，同时也是脂肪肝的危险因素，二者有共同的发病机制。

四、诊断与评估

1. 临床表现

1）症状：胆囊结石多无明显症状，无症状者约占所有患者的 70%。较常见的临床症状为反复发作的右上腹不适或右上腹痛，其发作常与油腻饮食、高蛋白饮食有关。同时，胆囊结石常伴有胆源性消化不良，表现为嗳气、饭后饱胀、腹胀、恶心等症状。

2）体征：多数无任何阳性体征，少数查体可发现右上腹压痛或叩痛。

2. 影像学诊断

常规腹部超声是诊断胆囊结石最常用、最有价值的诊断方法，对胆囊结石诊断准确率可达 95% 以上。meta 分析显示，腹部超声诊断胆囊结石的敏感度为 97%，特异度 95%。CT 检查对胆囊结石诊断不具优势。

五、治疗

1. 生活方式调节

建议规律、低脂、低热量膳食，提倡定量、定时的规律饮食方式。

2. **口服药物溶石治疗** 无症状的胆囊结石患者可不治疗；有症状者如不宜手术，且经腹部超声检查评估为胆囊功能正常、X线检查阴性的胆固醇结石，可考虑口服溶石治疗。常用药物有熊去氧胆酸（ursodeoxycholic acid，UDCA），推荐UDCA剂量≥10mg/（kg·d^{-1}），应连续服用6个月以上。

3. **缓解胆源性消化不良症状** 可补充促进胆汁合成和分泌的消化酶类药物，如复方阿嗪米特肠溶片，同时可结合茴三硫等利胆药物促进胆汁分泌。

4. **外科治疗** 对无症状的胆囊结石患者，建议随访观察，不推荐预防性胆囊切除。胆囊结石在内科治疗的基础上，如出现以下表现，则需考虑外科治疗：疼痛无缓解或反复发作，影响生活和工作者；胆囊结石逐年增多和增大或胆囊颈部结石嵌顿者，合并胆囊功能减退或障碍。

六、预后及随访

胆囊结石一般预后良好，推荐每年进行1次随访。

（杜晓菲）

第十六节
脑血管疾病

心脑血管疾病是NAFLD患者死亡的主要原因。目前还不确定NAFLD与动脉硬化仅仅是因为有共同发病危险因素而相互联系，还是NAFLD促进了动脉硬化的进展。有一些研究认为，NAFLD与动脉硬化的亚临床状态（增厚的动脉内膜中层厚度、内皮功能障碍、动脉硬化、左心室功能受损、冠状动脉钙化）联系密切。异位脂肪积累、IR、氧化应激、炎症、细胞因子分泌失衡等机制在 NAFLD 的发展过程中均以平行和级联的方式起作用。这些机制也促进了动脉粥样硬化和心脑血管疾病的发展。

一、定义

脑血管疾病是由于各种脑部血管病变引起脑血液循环障碍导致脑功能缺损的一组疾病的总称。急性脑血管意外（acute cerebrovascular accident，ACVA）又称脑卒中，主要包括因脑出血导致的出血性卒中和因缺血而导致的缺血性卒中。其中缺血性脑卒中占脑血管疾病的 60% ～ 90%。

二、流行病学

ACVA 是世界上第二大常见的死亡原因和致残的主要原因，在世界范围内造成了沉重的经济负担。我国脑卒中年发病率为 120/10 万～ 180/10 万，新发病例每年 150 万，死亡率为 60/10 万～ 120/10 万，每年死亡 100 万人，致残率高达 75%。

三、脑卒中的危险因素

1. **不可干预危险因素**　高龄、性别（男性多于女性）、种族（我国人群高于白种人）、脑卒中家族史。

2. **可干预危险因素**　重要的危险因素有：高血压、心脏病、糖尿病、吸烟、饮酒、血脂异常、高同型半胱氨酸血症等。其他因素包括体力活动不足、高脂饮食、超重或肥胖、口服避孕药、外源性雌激素摄入等。

四、脑卒中风险评估与高危人群筛查

1. 风险评估已经成为脑卒中一级预防的重要手段。有脑卒中危险因素的个体均应进行脑卒中风险评估，其中主要目标人群为年龄 ≥ 40 岁者；特殊个体如吸烟、有脑卒中家族史者应尽早进行风险评估。

2．常用的风险评估工具包括改良的弗明汉卒中量表（FSP）、心血管疾病发病风险计算器、脑血管功能积分以及脑卒中风险测量计。国外的脑卒中风险评估工具应用于国人脑卒中风险评估时应先进行适用性调整。

3．脑血管疾病相关的常规体检项目 接受脑卒中风险评估的目标人群推荐的常规检查项目包括血压、血脂、空腹血糖、BMI、心电图、同型半胱氨酸（HCY）、血尿酸等，其中前 5 项为必查项目。这些项目的检查不仅有利于单个危险因素的治疗与控制，同时也是以风险积分规则评估脑卒中风险的必要条件。

4．脑卒中高危个体可根据临床需要选用 MRA（磁共振血管成像）、CTA（脑血管增强 CT 成像）、颈动脉超声、经颅多普勒等，必要时做数字减影血管造影等其他检查项目对脑血管进行进一步评估。

五、脑血管健康管理

1．生活方式干预

1）合理膳食：参照第四章第一节"营养评估与干预"及第六章第一节"肥胖"相关内容。

2）戒烟、限酒。

3）控制体重。

4）适量身体活动：应选择适合自己的身体活动来降低脑卒中风险，中老年人和高血压患者进行身体活动前，应考虑进行心脏应激检查，全方位考虑运动限度，个体化制定运动方案。

2．高危个体治疗性干预

1）抗血小板治疗：①不推荐阿司匹林用于脑血管疾病低危人群的脑卒中一级预防。②对于无其他明确脑血管疾病危险因素证据的糖尿病或糖尿病伴无症状周围动脉性疾病（定义为踝臂指数≤0.99）的患者，不推荐阿司匹林用于脑卒中一级预防。③10年心脑血管事件风险为6%～10%的个体，可以使用阿司匹林进行脑血管疾病预防；10年心脑血管事件风险＞10%的个体，强调使用阿司匹林预防脑血管疾病，其获益远超过风险。④可以考虑阿司匹林用于慢性肾病患者（肾小球滤过率＜45ml·min^{-1}·1.73m^{-2}）发生首次脑卒中的预防。但这一建议并不适用于严重肾病患者（CKD 4期或5期，肾小球滤过率＜30ml·min^{-1}·1.73m^{-2}）。

2）他汀类药物治疗：①缺血性脑卒中/短暂性脑缺血发作（transient ischemic attacks，TIA）的一级预防，应在改变生活方式的基础上，参考美国胆固醇教育计划（NCEP）成人治疗组第三次报告（NCEP-ATP III）原则，针对不同危险水平所对应的LDL-C目标值，个体化分层启动他汀类药物治疗。②为了调脂达标，临床上应首选他汀类药物进行治疗。他汀类药物在血脂异常药物治疗中的基石地位得到肯定。③调脂设定目标：极高危者LDL-C＜1.8mmol/L，高危者LDL-C＜2.6mmol/L，中危和低危者LDL-C＜3.4mmol/L；LDL-C基线值较高且不能达标者，LDL-C应至少比基线值降低50%；LDL-C基线值在目标值以内的极高危者，LDL-C应至少降低30%。

（杜晓菲）

第十七节

外周动脉疾病

外周动脉疾病的主要病因为动脉硬化。而NAFLD与动脉硬化的相关性一直是有争议的话题。部分研究提示 NAFLD 是内皮功能障碍的早期标志物，NAFLD 的演变可能会加重 MetS 相关高血压患者内皮依赖性血管舒张反应。单核巨噬细胞入侵动脉壁内膜并吞噬胆固醇形成泡沫细胞是动脉粥样硬化发生过程中的关键环节，目前有研究发现单核巨噬细胞还可以侵袭并损害肝脏细胞、脂肪细胞、胰岛 β 细胞，可能参与了脂肪肝、肥胖、糖尿病的形成过程。炎症是动脉粥样硬化和 NAFLD 的共同病理生理机制。

一、定义

外周动脉疾病包括除冠状动脉和主动脉之外所有的动脉疾病。以往外周动脉疾病经常被认为是下肢动脉疾病。事实上，外周动脉疾病经常累及颈动脉、椎动脉、上肢动脉、肠系膜动脉和肾动脉，主要病因是动脉粥样硬化。

二、流行病学

1. **颈动脉疾病** meta 分析显示，中重度颈动脉狭窄（≥50%）发生率为 4.2%。年龄 < 70 岁男性患病率为 4.8%，女性为 2.2%。年龄 ≥ 70 岁男性患病率高达 12.5%，女性高达 6.9%。

2. **上肢动脉疾病** 除了锁骨下动脉外，很少有上肢动脉粥样硬化。臂间收缩压差 ≥ 10mmHg 或 15mmHg 提示锁骨下动脉狭窄。

3. **肠系膜动脉疾病** 慢性症状性肠系膜动脉疾病在临床上非常罕见，仅占所有肠缺血事件的 5%。

4. **肾动脉疾病** 9.1% 的男性和 5.5% 的女性肾动脉狭窄 ≥ 60%。冠心病患者肾动脉疾病患病率明显升高；冠心病发病率与肾动脉疾病发病率呈正相关。

5. **下肢动脉疾病** 全世界约有 2 亿人存在下肢动脉疾病。通常在 50 岁以后发病，在 65 岁以后发病

率呈指数增长，80 岁人群下肢动脉疾病发病率达到
20%。中低等收入国家由于人口增长、老龄化、糖尿
病发病率增加、吸烟等原因，下肢动脉疾病在过去的
10 年中增加了 23%。

三、危险因素

尽管外周动脉疾病部位不同，但具有共同的动脉
粥样硬化危险因素：吸烟、高血压、高脂血症、糖
尿病等。炎症是动脉粥样硬化的主要病理生理机制。
炎症标志物，如 C 反应蛋白、纤维蛋白原、白细胞
介素 –6 与下肢动脉疾病发生、进展并并发症密切相
关。自身免疫疾病与炎症均增加下肢动脉疾病危险
（如系统性红斑狼疮和类风湿关节炎）。同型半胱氨酸
水平可用于评估下肢动脉疾病的预后。

四、诊断

1．临床病史 包括心血管危险因素、合并症评
估及不同血管区域相关症状的回顾。生活饮食习惯、
步行距离和体力活动都需要进行系统调查，还应对活
动耐力进行评估。患者可存在动脉硬化高危因素，如
吸烟、糖尿病、高血压、高脂血症。有时会出现心绞
痛、间歇性或永久性神经功能丧失、腹痛。下肢动脉
疾病患者会出现间歇性跛行，静息时疼痛，严重时坏
疽。此外，还需评估个人史和家族史。家族史包括冠
心病、脑血管病、主动脉瘤和下肢动脉病史等。

2．体格检查 尽管体格检查的敏感性和重复性
相对较差，但全身体检是必须的。如果闻及颈动脉杂
音，心肌梗死和心血管死亡危险会增加 2 倍。双臂血
压不对称（相差 ≥ 15mmHg）是血管疾病与死亡危
险的标志物。股动脉杂音是缺血性心脏病的独立危险
因素。

3．实验室检测 包括高危因素（如糖尿病、高脂血症等），以及动脉硬化所致器官损害相关筛查。

4．辅助检查

1）踝臂指数（ankle-brachial index，ABI）：用血压计分别测定双侧肱动脉和双侧踝动脉收缩压后计算得出：右侧 ABI= 右踝收缩压高值 / 双上肢收缩压高值，左侧 ABI= 左踝收缩压高值 / 双上肢收缩压高值。ABI 的正常值为 1.0～1.4。静息 ABI≤0.9 诊断外周动脉疾病敏感度为 90%，特异度为 95%，ABI 为 0.91～0.99 是临界值，ABI＞1.4 有较高的心血管事件和死亡风险，需接受进一步检查和治疗。ABI 被广泛用于动脉粥样硬化和心血管疾病危险评估。

2）影像学检查：多普勒超声广泛用于检测和诊断血管损害，并可定位血管损害，量化损害范围和严重程度。血管造影在诊断上则多被无创诊断方法替代，仅在血管介入治疗操作时应用。

五、治疗

1．生活方式改善和危险因素控制

（1）戒烟、控制高血糖（糖化血红蛋白＜7%），降脂（LDL-C＜1.8mmol/L 或如果治疗前 LDL-C 为 1.8～3.5mmol/L，需要将 LDL-C 降低≥50%）。

（2）降压：建议控制血压＜140/90mmHg，以降低心脑血管事件风险。推荐 ACEI 类或 ARB 类药物作为外周动脉疾病合并高血压的一线降压药物。老年人、虚弱患者需要考虑对降压治疗的耐受性，防止体位性低血压。此外，为防止严重外周动脉疾病患者患肢血流下降，要避免过度降压。

（3）有氧步行：外周动脉疾病患者每周步行锻炼≥2 次能提高间歇性跛行患者的行走距离。间歇性跛行患者应进行有计划的步行锻炼。应至少每次运动

30min，每周运动 3 次，该运动强度显著优于其他轻微运动的效果。

2．药物治疗

1）抗血小板治疗：有症状的外周动脉疾病患者应接受抗血小板治疗。有症状的颈动脉狭窄患者，推荐长期单一抗血小板治疗。下肢动脉疾病患者优先推荐氯吡格雷。

2）抗凝治疗：存在口服抗凝药物指征的外周动脉疾病患者（如心房颤动或机械瓣膜植入术后），可考虑口服抗凝药物单药治疗。

3）血运重建：血运重建术适用于严重间歇性跛行影响生活质量、药物治疗无效、伴有静息疼痛、皮肤溃疡及坏疽等患者。

（杜晓菲）

第十八节

慢性肾脏病

慢性肾脏病（chronic kidney disease，CKD）被定义为肾脏结构或功能异常，主要是肾小球滤过率降低和 / 或尿蛋白排泄率增加。充分的证据显示，NAFLD 患者 CKD 的发生率增加，NAFLD 是 CKD 的独立危险因素。CKD 的其他高风险人群包括如肾脏病家族史、糖尿病、高血压、高尿酸血症、高龄（＞65 岁）及肥胖等。

一、诊断和分期标准

1．概念 CKD 是一种复杂的、进行性的慢性疾病，其定义为持续存在 ≥3 个月的肾脏损伤（肾脏结构或功能异常）或肾小球滤过率（GFR）

$< 60\text{ml}/（\min \cdot 1.73\text{m}^2）。$

2. **诊断标准** 出现表 6-18-1 中任何一项指标，持续时间超过 3 个月。

3. **分期标准** CKD 根据 GFR 分为 5 期，见表 6-18-2。

表6-18-1 **慢性肾病诊断标准**

肾损伤标志	（1）白蛋白尿[AER ≥ 30mg/24h；ACR ≥ 30mg/g（或 ≥ 3mg/mmol）]
	（2）尿沉渣异常
	（3）肾小管相关病变
	（4）组织学异常
	（5）影像学所见结构异常
	（6）肾移植病史
GFR下降	eGFR$<60\text{ml}/（\min \cdot 1.73\text{m}^2）$

注：至少满足1项；AER：尿白蛋白排泄率；ACR：尿白蛋白肌酐比值；GFR：肾小球滤过率。

表6-18-2 **慢性肾病分期**

分期	GFR/（ml·$\min^{-1}$·1.73m^{-2}）	描述
G1	≥ 90	正常或增高
G2	60～89	轻度下降
G3a	45～59	轻至中度下降
G3b	30～44	中至重度下降
G4	15～29	重度下降
G5	<15	肾衰竭

二、筛查

当 CKD 发展至 G3 期时，患者发生并发症风险和进展至终末期肾病的风险显著增高。建议无论有无危险因素，每年进行一次尿白蛋白／血肌酐的检测。

三、治疗

应在肾脏病、糖尿病、心血管病等多学科专家的共同努力下为患者制定个体化、全面综合的治疗方案。

（一）生活方式干预

1. 体育锻炼 提倡在医生指导下参加能够耐受的体育锻炼。

2. 保持健康体重 维持 BMI 为 18.5 ～ 24.0kg/m²，建议超重或肥胖的患者加强有氧运动，逐渐增加运动的频率和强度。

3. 戒烟。

4. 规律作息，避免疲劳。

（二）营养治疗

1. 蛋白质摄入 非糖尿病肾病 G1 ～ G2 期原则上宜减少饮食蛋白质，推荐蛋白质摄入量为 0.6 ～ 0.8g/（kg·d）。从 G3 期起应开始低蛋白质饮食治疗，推荐蛋白质摄入量为 0.6g/（kg·d）。

2. 盐摄入 CKD 成人患者钠摄入量宜＜ 90mmol/d（氯化钠 5g/d）。

（三）改善肾功能药物

1. 控制尿蛋白

（1）控制目标：糖尿病肾病患者 AER ＜ 30mg/d，非糖尿病患者蛋白质功效比值（protein efficiency ratio，PER）＜ 300mg/d。

（2）控制蛋白尿药物

1）RAS 阻断剂：ACEI 类和 ARB 类药物具有降压及独立于降压之外的肾脏保护作用。尿白蛋白为 30 ～ 300mg/d 的糖尿病患者推荐使用 ACEI 类或 ARB 类药物；尿白蛋白＞ 300mg/d 时，无论是否存在糖尿病，均推荐使用 ACEI 类或 ARB 类药物。目前不提倡联合应用 ACEI 类和 ARB 类药物延缓慢性肾脏病的进展。

2）糖皮质激素及免疫抑制剂：多种原发性或继发性肾小球疾病，如膜性肾病或狼疮性肾炎，其发病机制主要由异常免疫反应所介导，需要使用糖皮质激素及免疫抑制剂治疗以达到蛋白尿持续缓解。

2．控制高血压

（1）控制目标：无论是否合并糖尿病，AER ≤ 30mg/d 时，血压维持在 140/90mmHg 以下；AER > 30mg/d 时，血压维持在 130/80mmHg 以下。

（2）降压药物：无蛋白尿的 CKD 高血压患者，可选择 ACEI 类、ARB 类、CCB 类药物等；有蛋白尿的 CKD 高血压患者，首选 ACEI 类或 ARB 类药物；严重高血压患者可选择 2 种或 2 种以上的抗高血压药物联合治疗。

3．控制高血糖

（1）控制目标：糖尿病患者如果患病时间短、预期寿命长、无心血管并发症并能很好耐受治疗者，可更加严格控制糖化血红蛋白 < 6.5%；预期寿命较短、存在并发症或低血糖风险者，糖化血红蛋白目标值可放宽至 7.0% 以上。

（2）血糖控制药物：应根据 GFR 水平调整胰岛素及口服降糖药剂量，以防止低血糖及其他副反应的发生。GFR 为 10 ～ 50ml/（min·1.73m^2）时胰岛素用量宜减少 25%，GFR < 10ml/（min·1.73m^2）时，胰岛素用量应减少 50%。

1）二甲双胍：可能对肥胖相关性肾病患者有益，但应警惕乳酸酸中毒、脱水和心力衰竭的发生。

2）钠－葡萄糖共转运蛋白 2 抑制剂：依帕列净能够降糖减重，延缓糖尿病相关性肾损害的进展。达格列净在改善心力衰竭、肾衰竭及死亡等方面也有积极意义。

3）胰高糖素样肽 1 受体激动剂：长期使用可减少心血管及肾脏并发症。

4. 控制血脂 他汀类药物或加依折麦布适用于 50 岁以上的 CKD 未透析（G1～G5 期）患者、成人肾移植和开始透析时已经使用这类药物的患者。18～49 岁、未透析肾移植患者，他汀类药物适用于有以下 1 项及以上者：冠心病（心肌梗死或冠状动脉重建术）、糖尿病、缺血性脑卒中、10 年间发生冠心病风险大于 10%。注意部分他汀类药物要根据 eGFR 调整剂量。

5. 控制高尿酸血症

（1）控制目标：尿酸性肾病患者，血尿酸 < 360μmol/L；对于有痛风发作的患者，血尿酸 < 300μmol/L。CKD 继发高尿酸血症，当血尿酸大于 480μmol/L 时应干预治疗。

（2）控制措施：低嘌呤饮食，尿量正常者多饮水，适当碱化尿液，避免长期使用可能引起尿酸升高的药物（噻嗪类及袢利尿剂、烟酸、小剂量阿司匹林等）。降低尿酸的药物包括抑制尿酸合成的药物（别嘌呤醇、非布司他等）和增加尿酸排泄的药物（苯溴马隆、丙磺舒等），根据患者高尿酸血症的分型及 GFR 水平选择药物、调整用量。

6. 谨慎用药 GFR < 45ml/（min·1.73m²）患者在一些药物诱导下发生急性肾损伤风险增高时，应暂停有潜在肾毒性和经肾排泄的药物，如 RAS 系统阻断剂、利尿剂、非甾体抗炎药、二甲双胍、地高辛等。

GFR < 45ml/（min·1.73m²）患者行静脉内含碘造影剂造影时应坚持以下原则：①避免使用高渗造影剂；②尽可能使用最低剂量；③检查前后暂停具有潜在肾毒性的药物；④检查前、检查中和检查后充分

水化；⑤检查后 48 ～ 96h 检测 GFR。对于含钆造影剂，GFR < 30ml/（min·1.73m²）患者不建议使用。

7. CKD 并发症防治 注意防治贫血、心血管疾病、骨矿物质和钙磷代谢紊乱、酸中毒、感染等并发症。

8. 终末期肾病的替代治疗 肾脏替代治疗方式包括透析和肾移植。

四、CKD 和脂肪肝的关系

几项基于医院和社区的研究已经证明，通过成像技术或肝脏活检评估的 NAFLD 与 CKD 患病率的增加显著相关。在这些研究中，NAFLD 患者的 CKD 患病率为 20% ～ 55%，而非 NAFLD 患者的 CKD 患病率为 5% ～ 30%。即使在调整人口学及代谢性疾病等混杂因素后，NAFLD 和 CKD 发病率增加之间的关联仍然存在。

Musso 等发表的对 33 项观察性研究（20 项横断面研究和 13 项纵向研究）的 meta 分析中，对 20 项横断面研究（涉及近 30 000 人）的数据进行 meta 分析，结果显示 NAFLD 与 CKD 患病率增加至 2 倍相关（*HR*=2.12，95% *CI*：1.69 ～ 2.66）；对 13 项纵向研究（涉及近 28 500 人）数据的 meta 分析显示，NAFLD 与 CKD 的发生风险增加有关（*HR*=1.79，95% *CI*：1.65 ～ 1.95）。类似的，在对来自 5 个小型研究个体患者数据的亚组分析中（涉及约 430 名经活检证实患 NAFLD 的成人，其中 86 例 CKD 病例）发现，进展性肝纤维化的存在与较高的 CKD 患病率和发病率有关。提示 NAFLD 的存在和严重程度与 CKD 患病率和发病率有关。

Mantovani 等 2020 年关于 NAFLD 和 CKD 发病风险的另一篇 meta 分析也显示，NAFLD 与慢性肾脏病≥3期的患病风险增加了约1.45倍有关。NAFLD与CKD的可能联系机制与MetS、肠道功能失调和功能紊乱、高糖饮食、血小板活化、*PNPLA3*基因多态性等有关。

（刘晓慧）

附录

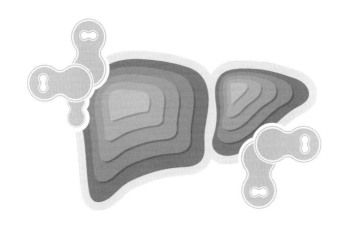

附录一

膳食调查问卷

一、称重法调查问卷

附表1　食物称重登记表

食物名称	原料编码	结存量	购进或自产量	废弃量	剩余量	实际消耗量

注：实际消耗量=结存量+购进或自产量−废弃量−剩余总量。

附表2　用餐人次数登记表

姓名					
个人编码					
年龄					
性别					
生理状况					
劳动强度					
进餐时间					
用餐记录					
餐次比					
人日数					
总人日数					

资料来源：WS/T 426.2—2013《膳食调查方法第2部分：称重法》。

二、24小时膳食回顾法调查问卷

附表3　24小时膳食回顾法调查表

姓名 _____ 性别 _____ 年龄 _____ 生理状况 _____
劳动强度 _____ 人日数 _____ 个人编码 _____

进餐时间	食物名称	原料名称	原料编码	原料重量g	是否可食部

资料来源：WS/T 426.1—2013《膳食调查方法第1部分：24小时回顾法》。

三、食物频率法调查问卷

附表4　食物频率半定量调查表

食物名称	是否吃①是②否	进食次数				食用量/g
		次/天	次/周	次/月	次/年	

（华　鑫）

附录二
中英文对照名词表

2 型糖尿病
  type 2 diabetes mellitus, T2DM
BMI–AST/ALT– 糖尿病评分
  body mass index–AST/ALT ratio–diabetes score, BARD
  score
NAFLD 纤维化评分
  NAFLD fibrosis score, NFS

B

靶心率
  target heart rate, THR
不安腿综合征
  restless leg syndrome, RLS

C

磁共振测量的质子密度脂肪分数
  MRI–derived proton density fat fraction, MRI–PDFF
磁共振弹性成像
  magnetic resonance elastography, MRE
储备心率
  heart rate reserve, HRR

D

代偿期晚期慢性肝病
  compensated advanced chronic liver disease, cACLD
代谢当量 – 梅脱
  metabolic equivalent of energy, MET

代谢肥胖体重正常

    metabolically obese normal weight, MONW

代谢相关脂肪性肝病

    metabolic associated fatty liver disease, MAFLD

代谢异常肥胖

    IR obese, at risk obese, IR obese

代谢正常体重正常

    metabolically healthy normal-weight, MHNW

代谢正常肥胖

    metabolically healthy obese, MHO

代谢综合征

    metabolic syndrome, MetS

低糖饮食

    low-calorie diet, LCD

动脉粥样硬化性心血管疾病

    atherosclerotic cardiovascular disease, ASCVD

多囊卵巢

    polycystic ovarian morphology, PCOM

多囊卵巢综合征

    polycystic ovary syndrome, PCOS

多学科诊疗

    multi-disciplinary treatment, MDT

F

非酒精性肝脂肪变

    non-alcoholic hepatic steatosis, NAFL

非酒精性脂肪性肝病

    non-alcoholic fatty liver disease, NAFLD

非酒精性脂肪性肝病活动性评分

    NAFLD activity score, NAS

非酒精性脂肪性肝炎

    non-alcoholic steatohepatitis, NASH

非酒精性脂肪性肝炎临床研究网络

    NASH Clinical Research Network, CRN

非甾体类抗炎药物

    nonsteroidal anti-inflammatory drugs, NSAIDs

G

肝细胞癌

    hepatocellular carcinoma, HCC

肝硬度

    liver stiffness measurement, LSM

肝脏瞬时弹性成像

    transient elastography, TE

高甘油三酯

    high triglyceride, HTG

骨关节炎

    osteoarthritis, OA

骨质疏松症

    osteoporosis, OP

H

核苷逆转录酶抑制剂

    nucleotide HIV reverse transcriptase inhibitors, NRTI

缓解 OA 症状的慢作用药物

    symptomatic slow-acting drugs for osteoarthritis,
    SYSADOAs

J

计算机断层扫描

    computed tomography, CT

急性冠状动脉综合征

    acute coronary syndrome, ACS

精蛋白锌胰岛素

protamine zinc insulin, PZI

K

空腹血糖

fasting plasma glucose, FPG

M

慢性乙型肝炎

chronic hepatitis B, CHB

美国肝病研究协会

American Association for the Study of Liver Diseases, AASLD

免疫化学法粪便隐血试验

fecal immunochemical test, FIT

N

脑血管疾病

cerebrovascular diseases, CVD

O

欧洲肝病学会

European Association for the Study of the Liver, EASL

P

平均红细胞体积

mean corpuscular volume, MCV

Q

氢质子磁共振波谱

hydrogen proton magnetic resonance spectroscopy, H–MRS

全因死亡率比

    mortality rate ratios, MRR

S

噻唑烷二酮类药物

    thiazolidinediones, TZDs

声脉冲辐射力成像

    acoustic radiation force impulse, ARFI

生酮饮食

    ketogenic–diet, KD

受控衰减参数

    controlled attenuated parameter, CAP

收缩压

    systolic blood pressure, SBP

舒张压

    diastolic blood pressure, DBP

双能 X 射线吸收法

    dual energy X–ray absorptiometry, DXA

T

体质指数

    body mass index, BMI

体重指数 Z 评分

    BMI–Z score

X

心肺耐力

    cardiorespiratory fitness, CRF

血管紧张素受体拮抗剂

    angiotensin receptor antagonist, ARB

血管紧张素转换酶抑制剂

    angiotensin converting enzyme inhibitor, ACEI

血小板比值指数

　　AST platelet ratio index, APRI

Y

亚太地区肝病协会

　　Asian Pacific Association for the Study of the Liver,
　　APASL

胰岛素抵抗

　　insulin resistance, IR

胰高血糖素样肽 1

　　glucagon–like peptide-1, GLP-1

胰高血糖素样肽 –1 受体激动剂

　　glucagon–like peptide-1 receptor agonists, GLP-1RAs

饮食方法防治高血压饮食模式

　　dietary approaches to stop hypertension, DASH

Z

正常值上限

　　upper limits of normal, ULN

中性鱼精蛋白锌胰岛素

　　neutral protamine hagedorn, NPH

主观疲劳感觉程度量表

　　rating of perceived exertion, RPE

阻塞性睡眠呼吸暂停低通气综合征

　　obstructive sleep apnea–hypopnea syndrome, OSAHS

最大摄氧量

　　maximal oxygen uptake, VO_{2max}

最大心率

　　heart rate max, HR_{max}

附录

参考文献

[1] 中华医学会肝病学分会脂肪肝和酒精性肝病学组，中国医师协会脂肪性肝病专家委员会. 非酒精性脂肪性肝病防治指南（2018 年更新版）[J]. 实用肝脏病杂志，2018，21（2）：177-186.

[2] ESLAM M, NEWSOME P N, SARIN S K, et al. A new definition for metabolic dysfunction-associated fatty liver disease: An international expert consensus statement[J]. J Hepatol, 2020, 73(1): 202-209.

[3] ESTES C, ANSTEE Q M, ARIAS-LOSTE M T, et al. Modeling NAFLD disease burden in China, France, Germany, Italy, Japan, Spain, United Kingdom, and United States for the period 2016-2030[J]. J Hepatol, 2018, 69(4): 896-904.

[4] ANGULO P, KLEINER D E, DAM-LARSEN S, et al. Liver Fibrosis, but No Other Histologic Features, Is Associated With Long-term Outcomes of Patients With Nonalcoholic Fatty Liver Disease[J]. Gastroenterology, 2015, 149(2): 389-397.

[5] TAYLOR R S, TAYLOR R J, BAYLISS S, et al. Association Between Fibrosis Stage and Outcomes of Patients With Nonalcoholic Fatty Liver Disease: A Systematic Review and meta-Analysis[J]. Gastroenterology, 2020, 158(6): 1611-1625.

[6] GILL R M, BELT P, WILSON L, et al. Centrizonal

arteries and microvessels in nonalcoholic steatohepatitis[J]. Am J Surg Pathol, 2011, 35(9): 1400–1404.

[7]　KLEINER D E, BRUNT E M, VAN NATTA M, et al. Nonalcoholic Steatohepatitis Clinical Research Network. Design and validation of a histological scoring system for nonalcoholic fatty liver disease[J]. Hepatology, 2005, 41(6): 1313–1321.

[8]　RAMACHANDRAN R, KAKAR S. Histological patterns in drug–induced liver disease[J]. J Clin Pathol, 2009, 62(6): 481–492.

[9]　BEDOSSA P, MOUCARI R, CHELBI E, et al. Evidence for a role of nonalcoholic steatohepatitis in hepatitis C: a prospective study[J]. Hepatology, 2007, 46(2): 380–387.

[10]　TAPPER E B, LOOMBA R. Noninvasive imaging biomarker assessment of liver fibrosis by elastography in NAFLD[J]. Nat Rev Gastroenterol Hepatol, 2018, 15(5): 274–282.

[11]　瞿欢佳. 氢质子磁共振波谱在脂肪性肝病肝脏甘油三酯含量测定中的价值及其影响因素 [J]. 中华肝脏病杂志，2017，25（11）：858–863.

[12]　KARLAS T, PETROFF D, SASSO M, et al. Individual patient data meta–analysis of controlled attenuation parameter (CAP) technology for assessing steatosis[J]. J Hepatol, 2017, 66(5): 1022–1030.

[13]　IMAJO K, KESSOKU T, HONDA Y, et al. Magnetic Resonance Imaging More Accurately Classifies Steatosis and Fibrosis in Patients With Nonalcoholic Fatty Liver Disease Than Transient

参考文献

Elastography[J]. Gastroenterology, 2016, 150(3): 626–637.

[14] EUROPEAN ASSOCIATION FOR THE STUDY OF THE LIVER. EASL Clinical Practice Guidelines on non–invasive tests for evaluation of liver disease severity and prognosis–2021 update[J]. J Hepatol, 2021, 75(3): 659–689.

[15] KARLAS T, PETROFF D, SASSO M, et al. Individual patient data meta–analysis of controlled attenuation parameter (CAP) technology for assessing steatosis[J]. J Hepatol, 2017, 66(5): 1022–1030.

[16] VUPPALANCHI R, JAIN A K, DEPPE R, et al. Relationship between changes in serum levels of keratin 18 and changes in liver histology in children and adults with nonalcoholic fatty liver disease[J]. Clin Gastroenterol Hepatol, 2014, 12(12): 2121–2130.

[17] GOH G B, ISSA D, LOPEZ R, et al. The development of a non–invasive model to predict the presence of non–alcoholic steatohepatitis in patients with non–alcoholic fatty liver disease[J]. J Gastroenterol Hepatol, 2016, 31(5): 995–1000.

[18] KUCHAY M S, CHOUDHARY N S, MISHRA S K. Pathophysiological mechanisms underlying MAFLD[J]. Diabetes metab Syndr, 2020, 14(6): 1875–1887.

[19] HOODESHENAS S, YIN M, VENKATESH S K. Magnetic Resonance Elastography of Liver: Current Update[J]. Top Magn Reson Imaging, 2018, 27(5): 319–333.

[20] 中国肝炎防治基金会，中华医学会感染病学分会，中华医学会肝病学分会，等. 瞬时弹性成像技术诊断肝纤维化专家共识（2018 年更新版）[J]. 中华肝脏病杂志，2019, 27（3）：182-191.

[21] WONG V W, ADAMS L A, DE LÉDINGHEN V, et al. Noninvasive biomarkers in NAFLD and NASH – current progress and future promise[J]. Nat Rev Gastroenterol Hepatol, 2018, 15(8): 461-478.

[22] CHALASANI N, YOUNOSSI Z, LAVINE J E, et al. The diagnosis and management of nonalcoholic fatty liver disease: Practice guidance from the American Association for the Study of Liver Diseases[J]. Hepatology, 2018, 67(1): 328-357.

[23] SATAPATHY S K, KUWAJIMA V, NADELSON J, et al. Drug-induced fatty liver disease: An overview of pathogenesis and management[J]. Ann Hepatol, 2015, 14(6): 789-806.

[24] KNEEMAN J M, MISDRAJI J, COREY K E. Secondary causes of nonalcoholic fatty liver disease[J]. Therap Adv Gastroenterol, 2012, 5(3): 199-207.

[25] TAKAHASHI A, ARINAGA-HINO T, OHIRA H, et al. Non-alcoholic fatty liver disease in patients with autoimmune hepatitis[J]. JGH Open, 2018, 2(2): 54-58.

[26] PAIK J M, GOLABI P, BISWAS R, et al. Nonalcoholic Fatty Liver Disease and Alcoholic Liver Disease are Major Drivers of Liver Mortality in the United States[J]. Hepatol Commun, 2020,

参考文献

4(6): 890–903.

[27] EUROPEAN ASSOCIATION FOR THE STUDY OF THE LIVER. European Association for the Study of the Liver. EASL Clinical Practice Guidelines on nutrition in chronic liver disease[J]. J Hepatol, 2019, 70(1): 172–193.

[28] CALDWELL S, MARCHESINI G. Cryptogenic vs NASH–cirrhosis: The rose exists well before its name[J]. J Hepatol, 2018, 68(3): 391–392.

[29] KABBANY M N, CONJEEVARAM P K, WATT K, et al. Prevalence of Nonalcoholic Steatohepatitis–Associated Cirrhosis in the United States: An Analysis of National Health and Nutrition Examination Survey Data[J]. Am J Gastroenterol, 2017，112(4): 581–587.

[30] 中华人民共和国卫生和计划生育委员会医政医管局. 原发性肝癌诊疗规范（2017 年版）[J]. 中华肝脏病杂志，2017，25（12）：886–895.

[31] PAIS R, FARTOUX L, GOUMARD C, et al. Temporal trends, clinical patterns and outcomes of NAFLD–related HCC in patients undergoing liver resection over a 20–year period[J]. Aliment Pharmacol Ther, 2017, 46(9): 856–863.

[32] GHAREGHANI P, SHANAKI M, AHMADI S, et al. Aer–obic endurance training improves nonalcoholic fatty liver disease (NAFLD) features via miR–33 dependent autophagy induction in high fat diet fed mice[J]. Obes Res Clin Pract, 2018, 12(Suppl 2): 80.

[33] 张戈. 高强度间歇训练：运动量和锻炼效果研究进展 [J]. 中国运动医学杂志，2016, 35（2）：

184–188.

[34] PEGAH G, JAMES P, JESSICA P H, et al. Prevalence and Outcomes of Non–alcoholic Fatty Liver Disease (NAFLD) among Asian American Adults in the United States[J]. Liver Int, 2019, 39(4): 748–757.

[35] KWON H, KIM D, KIM J S. Body Fat Distribution and the Risk of Incident metabolic Syndrome: A Longitudinal Cohort Study[J]. Sci Rep, 2017, 7(1): 10955.

[36] 王正珍，徐峻华．运动处方 [M]．2 版．北京：高等教育出版社，2018.

[37] CHALASANI N, YOUNOSSI Z, LAVINE J E, et al. The diagnosis and management of nonalcoholic fatty liver disease: Practice guidance from the American Association for the Study of Liver Diseases[J]. Hepatology, 2018, 67(1): 328–357.

[38] EUROPEAN ASSOCIATION FOR THE STUDY OF THE LIVER (EASL), EUROPEAN ASSOCIATION FOR THE STUDY OF DIABETES (EASD), EUROPEAN ASSOCIATION FOR THE STUDY OF OBESITY (EASO). EASL–EASD–EASO Clinical Practice Guidelines for the management of non–alcoholic fatty liver disease[J]. J Hepatol, 2016, 64(6): 1388–1402.

[39] 张光辉，王存川．中国肥胖及 2 型糖尿病外科治疗指南（2019 版）解读 [J]．临床外科杂志，2020，28（1）：46–48.

[40] 中华医学会儿科学分会内分泌遗传代谢学组，中华医学会儿科学分会消化学组，中华医学会儿科学分会青春期医学专业委员会，等．儿童

参考文献

非酒精性脂肪肝病诊断与治疗专家共识 [J]. 中国实用儿科杂志, 2018, 33（7）: 487–492.

[41] 中华医学会儿科学分会内分泌遗传代谢学组, 中华医学会儿科学分会心血管学组, 中华医学会儿科学分会儿童保健学组, 等. 中国儿童青少年代谢综合征定义和防治建议 [J]. 中华儿科杂志, 2012, 50（6）: 420–422.

[42] VOS M B, ABRAMS S H, BARLOW S E, et al. NASPGHAN Clinical Practice Guideline for the Diagnosis and Treatment of Nonalcoholic Fatty Liver Disease in Children: Recommendations from the Expert Committee on NAFLD (ECON) and the North American Society of Pediatric Gastroenterology, Hepatology and Nutrition (NASPGHAN)[J]. J Pediatr Gastroenterol Nutr, 2017, 64(2): 319–334.

[43] VALERIO N, ANNA A, LUCA V. NAFLD in children: new genes, new diagnostic modalities and new drugs[J]. Nat Rev Gastroenterol Hepatol, 2019, 16(9): 517–530.

[44] YE Q, ZOU B, YEO Y H, et al. Global prevalence, incidence, and outcomes of non–obese or lean non–alcoholic fatty liver disease: a systematic review and meta–analysis[J]. Lancet Gastroenterol Hepatol, 2020, 5(8): 739–752.

[45] 中国研究型医院学会肝病专业委员会, 中国医师协会脂肪性肝病专家委员会, 中华医学会肝病学分会脂肪肝与酒精性肝病学组, 等. 脂肪性肝病诊疗规范化的专家建议（2019 年修订版）[J]. 临床肝胆病杂志, 2019, 35（11）: 2426–2430.

[46] SOLHI H, GHAHREMANI R, KAZEMIFAR A

M, et al. Silymarin in treatment of non-alcoholic steatohepatitis: A randomized clinical trial[J]. Caspian J Intern Med, 2014, 5(1): 9-12.

[47] WONG V W, WONG G L, YIP G W, et al. Coronary artery disease and cardiovascular outcomes in patients with non-alcoholic fatty liver disease[J]. Gut，2011，60(12): 1721-1727.

[48] 中国成人血脂异常防治指南制订联合委员会. 中国成人血脂异常防治指南 [J]. 中华心血管病杂志，2007（5）：390-419.

[49] 陈睿，于佩，李春君，等. 利拉鲁肽和西格列汀对超重和肥胖 2 型糖尿病患者的疗效和安全性比较 [J]. 中华糖尿病杂志，2014（3）：156-161.

[50] 中华医学会肝病学分会脂肪肝和酒精性肝病学组，中国医师协会脂肪性肝病专家委员会. 非酒精性脂肪性肝病防治指南（2018 更新版）[J]. 传染病信息，2018（5）：393-402，420.

[51] 中华医学会糖尿病学分会. 中国 2 型糖尿病防治指南（2020 年版）[J]. 中华糖尿病杂志，2021，13（4）：315-409.

[52] TILG H, MOSCHEN A R, RODEN M. NAFLD and diabetes mellitus[J]. Nat Rev Gastroenterol Hepatol, 2017, 14(1): 32-42.

[53] FRANÇOIS M, COLIN B, CATAPANO A L, et al. 2019 ESC/EAS Guidelines for the management of dyslipidaemias: lipid modification to reduce cardiovascular risk[J]. European Heart Journal, 2020, 41(1): 111-188.

[54] 中国高血压防治指南修订委员会，高血压联盟（中国），中华医学会心血管病学分会，等. 中

参考文献

国高血压防治指南（2018年修订版）[J]. 中国心血管杂志，2019，24（1）：24–56.

[55] WILLIAMS B, MANCIA G, SPIERING W, et al. 2018 ESC/ESH Guidelines for the management of arterial hypertension[J]. Eur Heart J, 2018, 39(33): 3021–3104.

[56] 中华医学会心血管病学分会介入心脏病学组，中华医学会心血管病学分会动脉粥样硬化与冠心病学组，中国医师协会心血管内科医师分会血栓防治专业委员会，等. 稳定性冠心病诊断与治疗指南 [J]. 中华心血管病杂志，2018，46（9）：680–694.

[57] 中国康复医学会心脏康复专业委员会. 稳定性冠心病心脏康复药物处方管理专家共识 [J]. 中华心血管病杂志，2016，44（1）：7–11.

[58] 中华医学会骨质疏松和骨矿盐疾病分会. 原发性骨质疏松症诊疗指南（2017）[J]. 中国实用内科杂志，2018，38（02）：127–150.

[59] GUAÑABENS N, PARÉS A. Osteoporosis in chronic liver disease[J]. Liver Int, 2018, 38(5): 776–785.

[60] 中华医学会内分泌学分会. 中国高尿酸血症与痛风诊疗指南（2019）[J]. 中华内分泌代谢杂志，2020，36（1）：1–13.

[61] 中国医师协会肾脏内科医师分会. 中国肾脏疾病高尿酸血症诊治的实践指南（2017版）[J]. 中华医学杂志，2017，25（97）：1927–1936.

[62] 国家消化系统疾病临床医学研究中心（上海）. 中国早期结直肠癌筛查流程专家共识意见（2019，上海）[J]. 中华消化内镜杂志，2019，36（10）：709–719.

[63] ROSENBERG I H. Sarcopenia: origins and clinical relevance[J]. The Journal of Nutrition, 1997, 127(5 Suppl): 990S–991S.

[64] 中华医学会骨质疏松和骨矿盐疾病分会. 肌少症共识 [J]. 中华骨质疏松和骨矿盐疾病杂志, 2016, 9（3）: 215–227.

[65] YANAI H. Nutrition for Sarcopenia[J]. J Clin Med Res, 2015, 7(12): 926–931.

[66] 中国营养学会老年营养分会, 中国营养学会临床营养分会, 中华医学会肠外肠内营养学分会老年营养支持学组. 肌肉衰减综合征营养与运动干预中国专家共识（节录）. 营养学报, 2015, 37（4）: 320–324.

[67] 中华医学会神经病学分会神经心理学与行为神经病学组. 综合医院焦虑、抑郁与躯体化症状诊断治疗的专家共识 [J]. 中华神经科杂志, 2016, 49（12）: 908–917.

[68] SEIBERT T S, ALLEN D B, CARREL A L. Adolescent Obesity and Its Risks: How to Screen and When to Refer[J]. J Clin Outcomes Manag, 2014, 21(2): 87–96.

[69] MACAVEI B, BABAN A, DUMITRASCU D L. Psychological factors associated with NAFLD/NASH: a systematic review[J]. Eur Rev Med Pharmacol Sci, 2016, 20(24): 5081–5097.

[70] TAPPER E B, LAI M. Weight loss results in significant improvements in quality of life for patients with nonalcoholic fatty liver disease: A prospective cohort study[J]. Hepatology, 2016, 63(4): 1184–1189.

[71] 中华医学会呼吸病学分会睡眠呼吸障碍学组.

参考文献

阻塞性睡眠呼吸暂停低通气综合征诊治指南（2011 年修订版）[J]. 中华结核和呼吸杂志，2012，35（1）：9-12.

[72] MESARWI O A, LOOMBA R , MALHOTRA A. Obstructive Sleep Apnea, Hypoxia, and Nonalcoholic Fatty Liver Disease[J]. Am J Respir Crit Care Med, 2019, 199(7): 830–841.

[73] 中华医学会妇产科学分会内分泌学组及指南专家组. 多囊卵巢综合征中国诊疗指南 [J]. 中华妇产科杂志，2018，53（1）：2-6.

[74] 中国医师协会内分泌代谢科医师分会. 多囊卵巢综合征诊治内分泌专家共识 [J]. 中华内分泌代谢杂志，2018，34（1）：1-7.

[75] 杨洲，傅斌生. 肝移植治疗非酒精性脂肪性肝病的研究现状 [J]. 器官移植，2020，11（3）：419-423.

[76] 张鹏程，窦科峰，杨诏旭，等. 非酒精性脂肪性肝病与肝移植 [J]. 中华肝胆外科杂志，2020，26（2）：155-157.

06